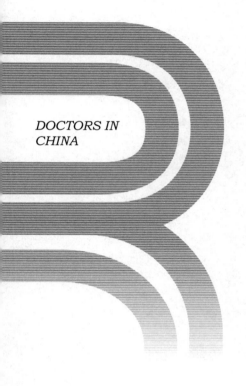

DOCTORS IN
CHINA

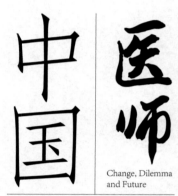

清 华 社 会 调 查

中国 医师

Change, Dilemma
and Future

转型、困境与前路

罗婧　王天夫等－著

社会科学文献出版社
SOCIAL SCIENCES ACADEMIC PRESS (CHINA)

# 出版者的话

　　调查研究是谋事之基、成事之道。没有调查，就没有发言权，更没有决策权。研究、思考、确定全面深化改革的思路和重大举措，刻舟求剑不行，闭门造车不行，异想天开更不行，必须进行全面深入的调查研究。①

　　改革开放四十多年来，我们对于中国历史和现状的研究都取得了重大进步，获得了丰硕成果，对于民众、决策层、学者从多个角度了解国情、制定政策、发展学术发挥了实实在在的作用。但必须看到，当代中国发生的巨变是结构性、整体性、全方位、多层面、多纵深的，再加上国际形势和全球化趋势的深刻影响，数字化和新技术的迅猛发展，中国的经济发展、社会结构、产业运行、组织机制、日常生活、群体身份、文化认同等方面都正在发生巨大变迁，这增加了认知的难度。

　　在这一背景下，重拾调查研究，对于我们深刻准确地了解国情无疑是一条重要的渠道。在诸种调查研究中，基于学术和学科的专题调查研究具有特别重要的意义。它能够提供对某个问题较为透彻、深入的理解，

---

① 中共中央文献研究室编《习近平关于全面建成小康社会论述摘编》，北京：中央文献出版社，2016，第 191 页。

是把握国情的重要保障。有鉴于此，从 2018 年起，我们开始推出"中国社会调查报告"系列。

"中国社会调查报告"是面向整个社会科学界征稿的开放性系列图书，分主题定期或不定期连续出版。每部报告的出版都需经过严格的专家评审、专业的编辑审稿，并辅以定制式的学术传播，其目标是促进调查报告的社会影响、学术影响和市场影响的最大化。

报告的生产应立基专业学术，强调学理性，源于专业群体的专门调研，是学界同人合作研创成果。

报告应拥有明确的问题意识、科学严谨的方法、专业深度的分析、完善的内容体系，遵循严格的学术规范。

每部报告均面向边界清晰的调研对象，全面深入展现该对象的整体特征和局部特征。

报告的写作应基于来源统一的数据，数据的收集、分析、呈现遵循相应规范。数据既可以是定量的，也可以是定性的，可以通过问卷、参与观察、访谈等方式获得。

报告应提供相应结论，结论既可以呈现事实，也可以提供理解框架，还可以提供相应建议。

报告应按照章节式体例编排。内容应包括三部分，一是交代调查问题、调查对象和调查背景，二是交代调查方法、调查过程、数据获得方式、调查资助来源，三是分主题呈现调查结果。

报告应具有充分的证据性和清晰性，提供充足的证据证明结果和结论的正确性，报告的写作应清晰、一目了然，前后具有明确一致的逻辑。

报告应提供一个内容摘要，便于读者在不阅读整个报告的情况下掌握其主要内容。

"中国社会调查报告"将按照每部报告的篇幅分为两个系列，一为小报告系列，二为常规报告系列。前者为 10 万字以内的报告，后者为 10 万字以上甚至三五十万字的报告。

希望"中国社会调查报告"能为理解变动的世界提供另一扇窗口，打开另一个视界。借着这些调研成果，我们可以建设更美好的社会。

社会科学文献出版社群学分社

## "清华社会调查" 序
# 社会变迁与社会调查

### 王天夫

社会调查可以被定义为，针对选定的社会议题，运用现代社会科学的研究方法与技术，收集相应的社会过程与社会事件的数据与资料，以备随后更进一步地整理分析，为社会理论的建构与社会政策的制定提供经验材料支撑的学术活动。

社会调查之于中国社会学，从来都不是简简单单的研究方法与研究过程。从一开始，社会调查就是一种社会思想，是近代中国风起云涌的社会思潮的重要组成部分，是一种根本性与基础性地理解社会的哲学视角与价值观念。社会调查由此出发，成为研究中国社会的最重要的切入点，也成为中国社会学学科发展壮大的知识积累的重要内容。

今天的中国仍然处于快速的社会变迁进程之中，同时又处于百年未有之国际社会大变局之中。随着数字社会的来临，人们的职业工作与日常生活发生着巨大的变化。怎样去准确了解社会实情，怎样去理解社会变迁的进程，以及怎样去探索社会变迁的趋势等，都是具体而迫切的任务。社会调查提供了回答这些问题的观念基础、方法过程与技术工具。毫无疑问，在这样的历史关口，社会调查仍然应当是理解社会的重要途径。

## 一　近代社会思想转变与社会调查

在 19 世纪末与 20 世纪初的"国族救亡"运动中，中国知识分子认识到，真正的改革图强需要的是整个社会的变革，是每一个人思想观念的改造，是群体道德与文化的改造，需要"鼓民力，开民智，新民德"。① 而国民教育与社会改造的基础，就在于通过社会调查了解社会实情，厘清社会问题。同一时期，一些外来的接受过社会科学高等教育的社会改良者，为达社会服务之目的，需要了解平民的日常生活与精神状态。

传统中国社会的肌理，沉浸在由相对静止的时间与浓缩孤立的空间所构建的乡土社会之中；在密集充盈的社会交往之中，产生了稠密复杂的社会关系与差序格局的伦理规范。② 人们的社会行为与社会运行的过程，都是在这些社会关系与伦理规范的限制和指导之下完成的。在这些社会关系与伦理规范之外的，则往往被定义为失范与礼崩，需要规训与纠正。因此，传统社会的运行并不需要精确了解社会实情，社会治理的过程更多是对经典文本的精细解读与贯通教化（例如，《三字经》《论语》，以及诗书礼乐等文化典籍的批注与传授），再辅以各种遵从或是违反伦理规范的个案列举（例如，"忠臣孝子"以及与之相对的"叛臣逆子"的人物评传），用来指导与警醒人们的实际社会行为。

所以，传统中国社会治理的过程缺乏社会实情等基础信息。近代中国社会调查旨在记录描述平民百姓的生活过程，是一种认识社会、理解社会的基本思想观念的转变，从精英文化转向平民视角，从宏大叙述转向日常生活。这样的思想转变开启了中国社会治理与社会建设的现代理性之路，也奠定了社会调查在社会研究中的基础性地位。

---

① 严复：《原强》（修订稿），载《严复集》第一册《诗文卷》（上），北京：中华书局，[1895] 1986，第 15-32 页。

② 费孝通：《乡土中国》，北京：生活·读书·新知三联书店，1985。

## 二 社会变迁中的社会调查

早期的社会调查，大都是收集数字化测量社会事实的资料，旨在发现特定社会议题在更大范围的具体状况。这些社会调查使用了一些新近的数据收集方法与工具，也运用了统计汇总分析的过程与技术。步济时（John S. Burgess）在 1914 年，组织北平的青年学生，开展了近代中国第一个系统的社会调查——北平人力车夫调查，旨在了解车夫的日常疾苦，提供社会帮助，改善车夫的生活状况。① 陶孟和在后期加入其中，承担了数据分析与调查报告的撰写等工作。②

社区研究是稍晚于此开始的另一派社会调查的传统。研究者将研究收拢在一个有限区域内的社区，但是花费更多的时间与精力，聚焦更具体更细致的社会关系与社会过程，挖掘更详细更全面的全社区范围的资料，旨在揭示社区内人们行为的起源与动机，解释发生在社区内的社会过程与社会事件。从吴文藻在燕京大学极力倡导开始，社区研究在抗战前取得了一系列非凡成就；在战时的昆明，"魁阁工作站"又承继了社区研究的传统，同样得到了一系列举世瞩目的成果。

学科重建中的中国社会学，直接面对社会转型翻天覆地的变化，记录与解释社会变迁的进程成为最重要的任务与内容。学科重建以来的第一次大规模收集数据的社会调查，是 1979 年开启的"北京与四川两地青年生育意愿调查"，记录了社会转型带来的人们社会生活与社会心态的变化。③ 作为学科重建的领导者，费孝通从一开始就大力推动大规模收集数据的社会调查。他特意吩咐身为自动化与计算机专家的弟弟费奇，

① 阎明：《中国社会学史：一门学科与一个时代》，北京：清华大学出版社，2010，第 14-15 页。

② 陶孟和：《北平人力车夫之生活情形》，载《北平生活费之分析》，北京：商务印书馆，[1925] 2011，第 119-132 页。

③ 张子毅等：《中国青年的生育意愿：北京、四川两地城乡调查报告》，天津：天津人民出版社，1982。

参与社会调查的计算机统计分析工作。①

　　传承社区研究的实地社会调查持续发挥其重要作用。费先生持续关注农村基层的社会经济变迁，将研究的重心转到了"小城镇研究"，探讨在地工业化的发展前景。这一研究思路与研究方法契合当时的战略步骤，带动了不同地点的实地社会调查，将"社区变迁"拓展成"区域经济发展"模式研究。②

　　到现在，社会调查已经成为中国社会科学学科建设的重要内容：众多学术机构设立了专门的常设社会调查机构，定期实施综合性与专题性的社会调查；社会调查人才也随着时间的推移更新换代；也学习积累了社会调查的方法技术与设施工具。而众多国内社会调查机构定期开展大型调查，"中国社会状况综合调查""中国综合社会调查"等已经成为引领性社会调查项目，为社会科学的研究提供了基础性支持。

　　作为近代社会思潮的重要内容，社会调查的确立与接受，成为推动中国社会学学科发展的重要动力源泉。这不仅仅表现在社会调查转变了理解社会的哲学思想原则，并进而催生了社会学学科的起源；还在于社会调查形成的研究成果，带来了巨大的社会舆论与政策咨询的影响力；同时也在于社会调查的实施引进了社会科学研究方法与技术，培训了社会学学科人才，获得了学科的话语权与学术地位。首先，社会调查呈现了详细明确的社会实情的数据与资料，也成就了众多经典的社会调查范例。其次，社会调查为社会学学科的发展争取了学术话语，拓展了学科生态的发展环境。再次，社会调查创立了另一条知识生产的范式，将社会形态作为实然事实加以分析研究。接下来，社会调查的实施与推广，介绍引入了现代社会科学研究的现代方法与技术。最后，社会调查是学

①　沈崇麟：《五城市调查最终调查数据产生始末》，载《社会研究方法评论》第 2 卷，重庆：重庆大学出版社，2022，第 1-21 页。

②　费孝通：《农村、小城镇、区域发展——我的社区研究历程的再回顾》，《北京大学学报》（哲学社会科学版）1995 年第 2 期。

科本土化的重要支撑点，是产生扎根中国本土的社会学概念与理论框架的必经之路。

## 三 数字社会中的社会调查

进入 21 世纪，数字技术正在改变社会连接方式、社会生产与生活的组织方式，从而根本地改变社会样态。[①] 如果说农业社会向工业社会转型的过程，孕育了社会学并推动了其发展；那么如今数字社会的到来，同样也将带来社会思潮的涌现与社会理论的繁荣。与两百年前的先贤们所面对的社会巨变极为类似，只是当前我们面对着更为精深的技术、更为快速的步调、更为彻底的与过去的决裂，以及更难把握的未来。

毫无疑问，社会调查能够描述记录这些社会巨变，积累准备数据资料素材，发现定义社会问题，寻求社会变迁的解释框架。更为具体的，在数字社会逐渐成形的过程中，社会调查至少可以从以下这些方面，着手记录数字时代新的社会变迁趋势。

- 在社会互动与社会交往中，数字技术的应用带来的方式与流程的改变
- 日常生活中，人们对于数字技术的使用，并由此带来的社会分化过程
- 生产过程中，特定的生产过程的改变
- 数据的生产过程与使用，以及产权与收益的社会性后果
- 劳动过程中，新的职业群体的产生与群体特征和属性
- 社会生活中，新的社会群体产生的过程与群体凝聚力的维系机制
- 数字技术推进过程中，被忽略与受到损害的社会群体特征与属性，以及潜在的社会后果与应对的社会政策

---

[①] 王天夫：《数字时代的社会变迁与社会研究》，《中国社会科学》2021 年第 12 期，第 73–88 页。

- 沿着数字技术逻辑产生的新旧群体之间的差异，以及潜在的社会后果与社会分化过程
- 在城乡社区生活中，数字技术带来的城乡生活方式与社区公共事务的改变
- 数字技术逻辑带来的社会秩序与伦理规范的震荡与重新整合
- 在虚拟社会中，数字社会群体的形成过程、特征属性与认同机制
- 虚实社会之间群体身份的对应嫁接与交叉错位
- 数字社会群体的内外冲突与空间争夺
- 虚拟社会中，社会秩序的成形与演化进程
- 对于以上社会事实的概念提炼与理论概括的尝试性工作
- 其他时代变迁之下，相关的与拓展的社会现象的描述与挖掘等

所有的这些调查结果，都可以与以往的社会调查结果相比较，以此来凸显数字时代社会变迁的独特过程与特征。

随着数字社会中人与人之间的沟通交流方式的变化，社会调查的方法也发生巨大的变化。[1] 数据（包括数字化的文本文字资料）是数字社会中最重要的资源，也是数字社会研究中的最重要素材。数据可以从社会经济过程中自动产生，也可以做有针对性的同步收集。[2] 传统的社会调查方法，通过数字化的改造，也正在被更为广泛地使用。[3] 线上调查（online survey）将传统的统计调查搬到网络上，网络民族志（cyberethnography/digital ethnograph）将观察对象拓展到线上社区，挣脱了传统民族志在当地地理范围的局限。

当然，现在应用于数字时代的社会调查方法与技术，还处于探索与

---

[1]　Matthew J. Salganik, *Bit by Bit: Social Research in the Digital Age* (Princeton, NJ: Princeton University Press, 2018).

[2]　David Lazer & Jason Radford, "Data ex Machina: Introduction to Big Data," *Annual Review of Sociology* 43 (2017): 19–39.

[3]　Keith N. Hampton, "Studying the Digital: Directions and Challenges for Digital Methods," *Annual Review of Sociology* 43 (2017): 167–188.

不断改进的过程中。调查样本的代表性、调查内容的取舍选择、调查资料的效度与信度、调查过程的质量控制、调查的伦理规范以及其他各个方面，在现阶段都存在一些难以绕开与解决的问题。因此，在实际的调查中，为了弥补这样的不足，研究者们更多地采用多种研究方法融合使用的方式。令人感到乐观的是，社会调查方法改变的进程朝着更为完善成熟的目标飞速迈进。

## 四 从社会调查到社会理论

社会调查在准确记录与展示社会变迁历程的同时，应当成为建构理论的起点。所有的社会调查都不应当仅仅是调查结果的呈现，更不应当是大篇幅数据表格的罗列。沈原老师经常用浅白的语言概括，社会学的研究就是要"讲个故事，说个道理"。在我看来，"讲个故事"是指，运用社会过程本身的发展逻辑脉络，通过构思和组织，将调查资料呈现出来；"说个道理"是指，以这些资料呈现为基础，抽象提炼出更具普适性的通用概念与中观理论。诚如斯言，社会调查一定是材料与理论缺一不可。没有经验资料与个人体验支撑的理论，宛若深秋的浮萍，干瘪无根基；没有概念提炼与理论归纳升华的资料，最多只是仲夏的繁花，鲜活无长日。

从社会调查材料到建构理论特别重要。第一，这是社会学学科本土化的要求。社会调查收集资料，只有归纳抽象到社会理论，才能构成对中国社会的系统理解与阐释，才能成为学科本土化知识的一部分。第二，这是抓住学科发展历史性机遇的要求。过去二十年中国经济社会的发展与数字技术的发展和应用高度重合，产生丰富的数据与案例，成为学科研究的重要资源。第三，这是参与理论对话并对社会变迁一般理论的发展作出贡献的要求。社会调查的资料丰富多彩，只有上升到理论才能够相互对照交流，才能够对社会变迁的一般理论作出修正与补充。第四，这是建构自主知识体系的要求。只有从中国社会实践中的基础资料出发，提炼出通则性的概念与理论，才能够在对话中真正获得话语权，才能够建立起立足中国社会实践的自主知识体系。第五，这是成为中国式现代化的理论阐释组成部分的要求。社会调查记录的社会变迁过程，正是对经济高速增长、社会长期稳定的伟大成就的展现。只有上升到理论高度，才能够从学理的角度更好地阐释中国现代化。

在工业化生产时代，中国更多的是学习与追赶。用社会调查记录社会变迁的进程，也是一个学习、借鉴并本土化的过程。如今在数字技术发展与应用的诸多方面，中国走在世界前列，成为引领者，中国社会学也已积累了人才与本土研究的经验与经历。因此，中国社会学应当从"借鉴者""学习者"，变成主动的"创造者""引领者"。

## 五　延续社会调查的学术传统

回顾中国社会学与社会调查的历史，一百多年前的先贤们的困惑是，当时的中国为什么落后？而一百多年后的今天，我们需要回答的理论问题是，为什么中国经济能够长期迅猛增长，同时社会能够长期保持稳定？这既需要了解当前的社会转型过程，也需要理解近两百年间的社会历史变迁。只有这样，才能够承接百年来的社会调查历史，才能够完整记录社会变迁历程，才能够充分认识百年来的伟大历史成就。

一直以来，清华社会学有着光辉灿烂的社会调查传统。早在1914年，狄特莫（C. G. Dittmer）就组织学生调查了清华校园周围的近200户居民的家计生活。[1] 1926年创系之后，陈达先生将社会调查作为立系之根本，及至费孝通先生一代，为中国社会学贡献众多经典社会调查范例，哺育了一代又一代社会学学人。2000年清华社会学系复建之后，李强老师与沈原老师身体力行，"新清河试验"与"中国卡车司机调查"也注

---

[1]　Dittmer, C. G., "An Estimates of the Standard of Living in China," *The Quarterly Journal of Economics* 33, No. 2 (1918): 107-128.

定将成为 21 世纪的经典社会调查。

如今，数字社会带来了中国哲学社会科学的历史性发展机遇。作为社会研究的基础性过程，社会调查收集资料的对象已经完全不同，记录的方式方法也发生了巨大的变化，但是记录社会变迁的宗旨没有改变。

在当前，社会调查的基本任务应该是，冷静面对当前的中国社会变迁过程，敏锐捕捉并设定此一转型过程中的真实社会议题，积极实施深入实践的社会调查，精准提炼合乎实际的抽象概念，谨慎尝试初步的理论概括，大胆参与国际前沿理论对话，努力构建本土化的社会学学科知识体系。

"清华社会调查"系列，正是要延续百年来清华社会学的社会调查传统，记录社会变迁历程，"面对中国社会真问题，关注转型期实践逻辑，推动本土化理论研究"。

清华大学社会学系

# 前　言

随着生活水平的提升，人们也越来越关注生命质量，健康和医疗也越来越成为重要的民生项目。承担提供卫生医疗服务的医师，也成为社会极为关注的职业群体。在各种新闻报道与人们日常谈论中，我们可以发现，对中国医师的评价往往呈现令人困惑的现状：一方面，人们会认为医生救死扶伤、医者仁心、道德高尚，是社会榜样；另一方面，我们又时常看到在医患冲突中，对于医生的舆论谴责，甚至是暴力伤害事件。所有的这些，让我们感到处在健康医疗两端的医生与患者之间的关系既是"谁也离不开谁"，但又有"两败俱伤"的风险。

这样的困惑为我们深入理解医患关系，提供了一个社会事实与学术理论的交叉兴趣点。事实上，从理解医患关系出发，我们还可以进一步深入挖掘当前这种进退维谷的医患关系（包括现状、起源以及原因等），以理解各种社会进程、社会力量以及各个社会行动群体是如何在更宏大的社会转型背景下相互影响、相互推动，从而产生这样的结果。

在我们看来，对一个"好医生"的评价，并不完全取决于这位医生的医术高低、对现代前沿医疗技术的掌握，或者医德高尚，对患者负责；还取决于在更广大的社会文化背景下，人们如何看待生命，如何看待疾病，如何看待医生在救死扶伤过程中的作用等。所以，我们坚定地认为，要理解医患关系，必须把医患诊疗互动的过程，放在一个更宏大的社会文化的背景之下，放到一个更广阔的社会经济转型过程之中。只有如此，才能够更清晰地勾勒医生与患者的互动过程、医生的从医过程、患者对医生的期望以及极端的医患冲突事件爆发的过程。

为了调查医生群体，清华大学社会科学学院当代中国研究中心与中国医师协会人文医学专业委员会合作，在 2020 年底到 2021 年初，开展了覆盖国内 28 个省（自治区、直辖市）的医师调查，回收了超过 12000 份电子调查问卷，主要调查了医师群体的工作内容和对医疗资源、组织制度、考核体系等客观工作条件的评价，对医院绩效导向、医药技术发展、人文医德精神等主观工作环境的感受，以及对与患者沟通互动的认知和医患关系的定位的看法。除此之外，从 2021 年初，课题组先后在 7 个省（自治区、直辖市），对 40 余位医师做了面对面的深入访谈，收集了他们的个人背景、从业经历、职业发展以及对医生职业的认识与评价。该调查的第一本著作《中国医师：群体特征与工作状况》已经在 2023 年 3 月出版。本书是"中国医师"研究系列的第二本著作，是在对以上调查资料的进一步深入分析的基础上，得出的阶段性理论成果。

本书的写作过程是一个相互协作、相互督促的过程。本书的章节框架结构由王天夫与罗婧完成；第一章由罗婧与王天夫完成，第二章由罗婧完成，第三章由许弘智完成，第四章由闫泽华完成，第五章由王欧完成，第六章由吴英发完成，第七章由罗婧完成；最后由罗婧进行全书统稿。

著者谨记

2024 年 7 月

# 目　录

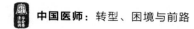

# 第一章

# 导言：医疗转型的迷思<sup>*</sup>

　　黄帝曰：余闻上古有真人者，提挈天地，把握阴阳，呼吸精气，独立守神，肌肉若一，故能寿敝天地，无有终时，此其道生。中古之时，有至人者，淳德全道，和于阴阳，调于四时，去世离俗，积精全神，游行天地之间，视听八达之外，此盖益其寿命而强者也，亦归于真人。其次有圣人者，处天地之和，从八风之理，适嗜欲于世俗之间。无恚嗔之心，行不欲离于世，被服章，举不欲观于俗，外不劳形于事，内无思想之患，以恬愉为务，以自得为功，形体不敝，精神不散，亦可以百数。其次有贤人者，法则天地，象似日月，辨列星辰，逆从阴阳，分别四时，将从上古合同于道，亦可使益寿而有极时。

——《黄帝内经素问》①

　　当感觉、活动以及对活动的记忆受到损伤，每个脑室的功能就

---

\*　第一章、第二章、第七章的部分内容已发表，详见罗婧《社会代偿的失灵：医疗转型中的道义悖论》，《学术月刊》2023 年第 10 期，收入本书时有修改。

①　《黄帝内经素问》（影印本），明嘉靖二十九年顾从德影宋刻二十四卷本，北京：人民卫生出版社，2015 年。

会出现一个清晰的指征，通过对这些不同脑室使用药物，医生可以确定哪个脑室需要治疗。然而，灵魂作用于大脑的这些部分，如同作用于它自己的器官。事实上它们与灵魂并不是同一的事物，但灵魂激活所有这些部分，统治它们，通过它们为身体以及这个生命供应所需，由此人就成了一个有灵的活人。

——奥古斯丁，《〈创世记〉字疏（上）》①

医疗既面对人的身体，也面对人的心灵。不论中西，生命所指向的议题都广阔而深远，不止于生物性，并且超乎个体。在这个意义上，医疗所指向的范畴不仅早就超越了身体，也很难在所有的目标和内容上都划定清晰的边界。在中国传统医家看来，形躯器官与心神情志在气的流行与贯通中互通、联动，② 而五脏六腑的生理表征同样与自然界的变化相对应。③ 基于这样的理解，身心的理想境界与道德的理想境界亦是一体的，性命与灵魂并无区隔。正如《黄帝内经》中的《素问》在描摹养生、强身的不同高度时，真人、至人、圣人、贤人所能企及的寿命在于对天地规律的掌握程度，在于对内和对外的调和程度，在于对世间万般变化的容纳程度。这种整体性的思想与西方现代社会所形成的身体观念、医学实践有着很大的区别。正如凯博文所指出的，西方医学背后有着根深蒂固的身心二元架构。④ 不过，伴随相关研究的不断反思，这种身心二元架构遭到有力的质疑和解构。如"具身化"理论就主张身体不是心灵的附庸，而是能够感知、体验的主体。⑤ 在这样的推进下，现代医学

---

① 奥古斯丁：《〈创世记〉字疏（上）》，石敏敏译，北京：中国社会科学出版社，2017 年，第 7 卷第 18 章第 24 节。
② 杨儒宾：《儒家身体观》，上海：上海古籍出版社，2019 年。
③ 黄俊杰：《中国思想史"身体观"研究的新视野》，《现代哲学》2002 年第 3 期。
④ 凯博文：《苦痛和疾病的社会根源》，郭金华译，上海：上海三联书店，2008 年，第 149 页。
⑤ 克里斯·希林：《身体与社会理论》，李康译，上海：上海文艺出版社，2021 年。

从纯粹的生物学视角发生转换，愈益将心理、社会的因素纳入进来。[①]

可见，尽管在中西社会中，医疗所具有的文化基础、依存的社会土壤是不同的，但伴随现代医学跨地域、跨文化的发展，及其在理论与实践上的变化，医疗的范畴在逐步拓展，从个人的身心健康、生老病死到公共的卫生服务、医学发展。这不仅意味着医疗要承担多重的责任，也意味着医疗要与社会中其他的领域、主体、维度等来共同面对和探索。其中，医疗、医学、医者既要在专业化的轨道上不断迈进，以更为高效、准确的方式来面对疾病，也要在整个社会范围不断寻求支持和帮助，协同各方力量来面对奥义无穷的生命。这种专业化的机制与社会化的命题之间存在着难以弥合的张力。而我国的医疗实践尤为鲜明地体现了这种张力。

在我国的现代化进程中，传统中医的发展与西医本土化相伴而行，医政体制、医学教育的不断革新，人民群众的平均预期寿命延长、健康水平大幅提升。[②] 新中国成立后，中国的人口平均预期寿命从 1953 年的40.3 岁增加到 2023 年的 78.6 岁。[③] 而伴随着这一过程，医疗、医学、医者获得了至高的权威，可也由此被寄予厚望，一旦无法满足社会的期待，就极为容易遭到诟病，陷入道义的困境。尤其是改革开放以后，我国医疗卫生体制针对以往的弊端，在一定程度上引入市场机制，调动各方积极性来提升医疗效率。这在增加医疗资源供给的同时却也淡化了医疗卫生事业的公益性，[④] 并由此激化了一些医患矛盾，使之成为备受关注、牵扯人心的社会问题。2020 年，在新冠疫情发生后，在全社会都赞誉医务工作者恪尽职守、勇于担当的同时，暴力伤医甚至杀医等极端事

---

① Duncan, Grant. "Mind-body Dualism and the Biopsychosocial Model of Pain: What did Descartes Really Say?" *The Journal of Medicine and Philosophy*, Vol. 25, No. 4, 2000.

② 这与医疗卫生事业的建设紧密相关，相关分析参见桂世勋、陈杰灵《新中国 70 年人口平均预期寿命增高的特点、原因及未来举措》，《人口与健康》2019 年第 9 期。

③ 数据分别源自第一次人口普查和《2023 年我国卫生健康事业发展统计公报》。

④ 王秀峰：《卫生改革 30 年历程回顾》，《卫生经济研究》2009 年第 1 期。

件仍时有发生。这一矛盾的景象促成了清华大学社会科学学院当代中国研究中心与中国医师协会人文医学专业委员会面向我国医师群体的调查，即"中国医师调查"。① 目前调查团队已根据调查结果出版了《中国医师：群体特征与工作状况》一书，本书是基于这次调查的数据和资料所展开的进一步分析。②

相比于市场化伊始，医患关系所引发的对于医者道德的"一边倒"式批判，近来对于医患关系的讨论中吊诡之处在于，医患的境况陷入了"两败俱伤"的境地，医者总是被同时放置于相悖的两端。一方面，医者是道德高尚的。他们承担了很大的工作压力，无论是救助遭遇病痛的个人，还是挺身于抗击疫情的前线、推进公共卫生事业的发展，都勇于担当，践行医者仁心。而在高强度的工作中，医者不仅在治疗上受到科学技术发展的制约，还要面对背景各异、形形色色的陌生病患，既需要理性判断、又得能慰藉情感，承受着诸多的不确定性。这需要他们付出极大的努力、额外的时间、大量的情感去予以应对。另一方面，医者又常常被指责为"道德失守"。不能否认，对经济利益的诉求、人文关怀的缺失等都会导致医疗偏离以病患为中心的定位。一系列的医疗体制改革、医药体制改革也由此出发，试图规避经济利益的考量带来的道德失序问题。医者自身也不断反思，力图通过推进医学人文精神的回归，以缓和紧张的医患关系。③ 并且，在进一步的分析中我们发现，不只是社会对医者的道德评价缺乏内在的一致性和连贯性，医者对自身的定位、期待也总是自相矛盾。这样的迷思主要表现为如下五个方面。

其一，医者内在崇高感与巨大外在压力的矛盾，可谓"树静风不止"。

---

① 本书后续以"中国医师调查"来指代这项调查，不再对这次调查的情况作重复性介绍。有关调查的具体内容可参见闫泽华、吴英发、王天夫等《中国医师：群体特征与工作状况》，北京：社会科学文献出版社，2023年。

② 本书对所呈现的访谈资料中涉及的机构名、人名均进行了匿名处理。

③ 李哲：《促进医学人文精神回归 推进健康中国建设》，中国网，访问时间：2022年9月1日，2018年，网址：http://www.china.com.cn/txt/2018-09/03/content_61878169.htm。

"健康所系，性命相托"。医者践行"生命第一"的终极真理，守护着人类健康的基本逻辑，是一份崇高的职业。从中外的医学生誓言到希波克拉底誓言中，我们皆能体会，从事医生这一职业应当有着发自肺腑的使命感与崇高感。这是一种内在的自驱力，需要宽容自在的环境，让医生在从业过程中积极发挥自主性，自由探索未知领域，承担使命，救死扶伤。

然而，我们的调查显示，医生们处于高强度的工作与生活状态之中。平均而言，每位医生每天直接的出诊时间为 7.8 小时，科研时间为 1.5 小时，每周工作 5.8 天，总计约 54 个小时，这一数字还没有算上如手术、病房以及其他事务性的工作时间；每位医生日均接诊患者达 26 人，有相当一部分医生日接诊 30 多名患者。他们之中，仅有 12% 的人认为他们的工作"没有让他们筋疲力尽"，也仅有 7.3% 的能够"腾出手来照顾家人"。除此之外，他们还面临着来自外界的压力。这些压力包括科研压力、业绩考核压力、经济创收压力、公众舆论压力等。同时，医生在医院管理的过程中得到的外界支持也不尽如人意。

在这些统计数字的背后，我们看到的是辛苦奉献的医生，他们努力实现当初的诺言；我们也看到了承受重压的医生，他们职业的崇高感面临着现实的巨大挑战。即，外在的压力扰乱了医生内心的宁静。在这样的工作状态与工作环境中，医生们难以感受到发自内心深处的崇高感。我们的数据也显示近一半的医生认为周围的同事以评职称与增加收入为最重要的工作目标，仅有 16.7% 的医生认为周围的同事并没有以评职称与增加收入为中心在开展工作。

因此，我们得到了医生们关于自身职业十分矛盾的认可与展望。他们之中仅有 17.9%"不愿意一辈子从事医生职业"，有可能改行从事其他职业；但，高达 54.3% 的医生不愿意"自己的孩子沿着自身脚步从事医生职业"，仅仅只有 14.0% 的医生明确表示愿意自己的孩子以后能够"子承父业"。

其二，市场化改革并没有给医院与医生带来巨大的经济回报，所谓"欲速则不达"。

流行的社会舆论可能会认为，医生是一个高收入的社会群体，各种零星的医疗费用高昂的报道似乎加剧了这一刻板印象。加之，当前的部分医疗政策方案以及医院管理措施，也印证了当前医疗事业部分市场化的特征。从我们的调查结果看，医生面临着很大的业绩考核压力：高达55.6%的医生感受到业绩考核任务重，仅有8.0%的医生不作此想；44.4%的医生坦言面临较大的经济创收压力，仅有14.3%的医生持相反态度。

在医院引入市场化的考核机制与创收机制，显然是希望提升医院本身的经济收入"造血"能力，这似乎也暗合医生个人的高收入的结论。但根据调查结果，医生群体在收入上是一个极度分化的群体，极少部分医生的收入可能较高，但大部分医生收入则并不高。调查结果显示，超过半数的医生的月收入未超过7500元，月收入超过10000元的不足30%。可以说，医生群体内部在收入上差异较大。数据显示，仅有14.8%的医生认为市场化医疗事业带来了更高的收入，相反有65.6%的医生认为当前的医疗服务收费过低。从这个意义上讲，市场化机制的引入并没有相应地提高医生的收入水平。

如果考虑到医生群体艰辛的付出，这样的收入状况其实并不能成为吸引医生投身医疗事业的主要原因。调查结果显示，57.5%的医生认为自己的收入过低，与自身付出并不匹配，仅有9.9%的医生认为自己的收入与付出相符。

其三，医疗技术的广泛采用反而降低医生与患者的沟通效能，恰如"术高不为道"。

现代医疗科技带来了医疗服务的根本改变。众多的诊疗过程在很大程度上变得越来越依赖医疗仪器的各种指标检测。显然，这样的科技应用提高了医学指标的检测精度，也提升了诊疗的效率：高达75.3%的医生认为新的医疗设备与技术提升了自己的工作效率，74.3%的医生认为这样的科技使用改善了自己的诊疗效果。同时，这些医疗设备的使用也成了医生规避诊疗风险的工具；在患者患有某种疾病的可能性较小的情况下，86.5%的医生会为了保险起见，建议患者进行一系列相应的检查项目；仅有13.5%的医生选择不做检查而直接判断。

新的医疗技术的使用显然是为了让医生能够更好地实现"生命第一"、救死扶伤的使命。在普遍意义上，这的确带来了更好的治病救人的效果。但从另一方面来看，医生如果更多地看重与借助医疗设备，必然会带来与患者交流和沟通上的减少。假若考虑到每天接诊大量的患者，医生分配到每位患者的接诊时间应该较短。调查结果显示，医生接诊患者的平均时间仅为16分钟，相当一部分患者的就诊时间在10分钟以下。从医生角度来看，有21.3%的医生认为，大量引入现代医疗技术降低了医患沟通，对医患关系有负面影响。

其四，小概率的医患冲突产生巨大的负面影响，正是"恶小而不治"。

在医生繁忙的工作中，医患发生冲突仅仅是其中很少的一部分内容，是医生们在问诊治疗的过程中很难碰上的事件。调查结果显示，超过80%的医生几乎从没有遇到过任何形式的医患冲突（包括医患争吵，患者投诉、威胁恐吓等）。每周与患者有争吵的仅占1.7%，每个季度被患者投诉与威胁恐吓的医生的比例分别为1.2%与2.9%。

但是，就是这样在统计学意义上几乎是不可能发生在自己身上的小概率事件，对于医生来讲产生了巨大的压力，严重影响着医生的心理认知。高达50.7%的医生认为总体上的医患关系紧张（13.1%的医生认为尚可），并且48.0%的医生认为这样的医患关系在五年之内是没有办法改观的。而当他们设想自己遇上医患冲突时，有57.9%的医生感到非常害怕或者害怕，仅有9.6%的医生认为可以平静应对。

除了对医生自身心理认知的影响以外，小概率的医患冲突事件还带来了影响范围更大更恶劣的后果。首先，高达67.18%的医生认为媒体没有如实报道医患纠纷事件，仅有7.1%的医生认可媒体的报道。这种医生对于社会舆论报道的不认可直接反映了医生所处的现实场景与社会认知场景的割裂。而更为关键的是，这样的小概率事件会直接影响到医生们问诊治疗时的行为决策。

其五，医生全力建设医患关系但总是事与愿违，亦即"心余力不足"。

在问诊治疗过程中，绝大部分医生非常清楚患者是其中不可缺少的另一端。没有对患者病情与生活习惯的清楚掌握，即使再好的医疗设备再多的医疗经验可能都只是事倍功半的治疗效果。因此，医生总是尽力建立良好的医患关系。接近90%的医生明确同意治疗疾病首先是要获得患者的信任与尊重（不同意的占1.3%）；并且有57.2%的医生认识到（不认可的占14.1%），治疗过程中重要的是患者感受到医生做到了什么，而不在于医生自己已经做到了什么。

在实际的医疗过程中，高达88.5%的医生认可温和语调、眼神交流等互动能够增进医患沟通（0.9%的医生不认可）；86.7%的医生认可礼貌用语可以增进医患沟通（1.1%的医生不认可）；66.6%的医生认可寒暄与闲谈有利于医患沟通（6.8%的医生不认可）。与此同时，医生在问诊治疗的过程中，通常会积极为患者思考，找寻更为合适的治疗方案。在诊疗中，有80.7%的医生会明确考虑患者的心理与精神状态；74.9%的医生会明确考虑患者的经济情况；66.0%的医生会明确考虑患者的医保类型与支付类型；68.7%的医生会明确考虑社会背景、生活习惯与文化习俗等。

但是在医患沟通的结果上，却是另外一种情形。一方面，医生在种种原因之下——可能是问诊时间的限制、涉及患者隐私不便细问或者是对患者的信心不足，并没有就病情与患者充分沟通，也没有完全对患者产生信任。在沟通中，有83.8%的医生基本上肯定不会讨论病人的隐私，另有13.3%的医生选择一般不会，仅有2.9%的医生会在涉及病人隐私情况下继续讨论病情。作为结果，有14.2%的医生明确表示他们对患者及家属存有不信任感，完全信任的比例只有 51.7%，另有 34.1% 的医生则是处于信任与不信任的中间地带。

另一方面，患者对于医生也没有产生完全的信任。沟通之中，46.6% 的患者向医生提供了所有的病情信息（9.1% 的患者肯定没有提供）；46.1% 的患者会完全遵循医生给出的治疗计划（4.9% 的患者选择另寻治疗计划）；高达 19.4% 的患者对医学知识一无所知但盲目怀疑（另有 36.0% 的患者对医学知识时有怀疑半信半疑，仅有 44.6% 的患者毫不怀疑医生的医学知识）。作为结果，在医生眼中，高达 32.0% 的患者对于医生是有所不信任的。

那么，这些矛盾现象的根源是什么？在其中，医疗卫生体制变革和医学专业发展扮演了怎样的角色？

诚然，市场化机制深入医疗卫生事业后，使得医患关系延伸出"服务商—消费者"的维度，医疗蒙上了服务产品的属性，[①] 而医方对经济效益的考虑会成为道德滑坡情况的潜在诱因，继而可能出现医方与患方的矛盾。[②] 更有学者引入国家与职业关系的视角，认为医者在面对制度安排时缺乏自主，却在医疗过程中过度自主，从而走向"不道德"。[③] 除此之外，专业化的医学发展也使得医者之于患者是"高高在上""敬而远之"的。一来医患双方在面对疾病上具有知识落差，二来在医学的透视下，患者被化约为身体、器官、疾病，这都致使医者失去温情，缺乏人文关怀。[④]

这些分析实际上包含了两个主要的视角，即"体制说"与"专业说"。"体制说"从医疗事业的组织运行入手，"专业说"则从医疗的发

---

① 王四平：《论医疗行业的属性与医患关系》，《医学与哲学》2019 年第 1 期。
② 段迎君、任晓春：《医患矛盾：基于制度失范的体系化解释》，《医学与哲学》2019 年第 13 期。
③ 姚泽麟：《在利益与道德之间：当代中国城市医生职业自主性的社会学研究》，北京：中国社会科学出版社，2017 年。
④ 郭宁月、刘虹伯、方新文：《医患共同体结构性张力的演化》，《医学与哲学》2019 年第 3 期。

展机理入手，共同呈现了医生当前遭遇各种矛盾情况的结构性因素。但这两种解读存在共同的问题，即将外在的环境、结构与医生的境遇割裂开来，也就无法解释医生在面对职业道德、工作待遇、诊疗实践、制度环境、医患交互时的矛盾心态或矛盾经历。例如，就"医者有德"还是"医者无德"这个问题而言，"体制说"与"专业说"的视角主要是围绕为何会出现失德的医生来解读。可在其他的历史时期、社会制度、文化空间中，这种情况固不鲜见。像在我国传统社会时期，即便有着诸多医患和谐相处的典范，可也不乏无德的"庸医"，甚至非常"泛滥"。① 而在当前，这个问题的棘手之处在于，一位医者在大众看来可以既"有德"、又"无德"——刻苦练就高超医术、治愈率高、对病患有责任心的医者，可能同时也受到自身绩效的驱动或被医院运营所支配，而以谋利为先，或不善言辞、性情淡漠，无法给病患带来良好的就医体验。也就是说，医者本就是矛盾的。

并且，在"体制说"与"专业说"的解读中，医者要么为制度所困，要么为专业所限。但实际上，在我国社会的转型中，正是体制的不断变革带来了医疗的普及、医学的发展，从而引导和助力医者不断突破限度、更好地担负起职责。因此，本书力图一面充分汲取"体制说"和"专业说"的分析经验，一面在此基础上寻求超越性的解读。

那应当如何寻求超越性？本书尝试引入历时性视角，从医疗格局的演进历程中去寻找线索。其实，"体制说"与"专业说"本就内嵌了历时性的维度，但在面对经验进行理论化、抽象化的过程中，由于聚焦了当前的具体问题，往往只追溯了与当前最为直接关联的时期，而忽视了

---

① 陈高华：《元代的医疗习俗》，《浙江学刊》2001 年第 4 期；余新忠：《清代江南的瘟疫与社会——一项医疗社会史的研究》，北京：中国人民大学出版社，2014 年，第 273 页；任冰心：《元代"庸医泛滥"之历史解读》，《医学与哲学》2009 年第 9 期；于赓哲：《从古人求医心态看古代民间医人水平》，《学术研究》2005 年第 9 期；杨晓越、余新忠：《医生也"疯狂"：明清笑话中的庸医形象探析》，《安徽史学》2017 年第 1 期。

对于更为久远但仍然对当前有影响的时期情况的分析。从前文的矛盾景象来看，医者面对的社会境况十分复杂，社会对于医者的评价包含了多重的维度，医者又由此产生了冲突的、极具张力的想法和做法。可这种景象的复杂性并非某个单独的事件，或某个单一时刻的制度变化、专业进展造成的，而是各个时期在应对不同问题时所累积的认识、经验所不断塑造的，需要基于更为纵深的视域去看待和理解。

经过对有关文献和历史资料的爬梳可以发现，在我国近代时，伴随西方文化思潮、制度思想的引入，医者、医学、医疗所面对情况的复杂程度陡增，须集中地面对医学、医术上的范式转变，以及角色定位、职业规范上的机制转型，是我国医疗与社会关系演进的一个重要节点。但也正因此，近代以来相关医疗的历史资料越发庞杂，包含了无数的脉络与线索。那应当如何应对、处理？对此我们一筹莫展，直到在《西医来华十记》中看到了一位近代医者的故事。他在这种中西交错、传统迈向现代的节骨眼上，遭遇了来自社会的全然相反的评价，呈现出医疗与社会的复杂关系、医者自身的种种矛盾，让本书的线索一下明朗起来。

这位医者即黄宽，他是西方医学教育制度与环境下获得执医资格的第一位中国人。[①] 据资料记载，黄宽生于 1829 年，系广东省香山县东岸村人，1840 年就读于澳门马礼逊学堂，1847 年与容闳、黄胜一同前往美国的马萨诸塞州的孟松学校留学，1850 年秋独自赴苏格兰爱丁堡大学学医。[②] 他成绩优异，在毕业并取得行医资格后接受了伦敦传教会"助理传教医生"的任命，于 1857 年回到中国，先后在香港和广州开办诊所。[③] 黄宽的医术备受赞誉，据创办博济医院的嘉约翰在医疗报告中的记载，黄宽曾施行过许多重大手术，还是在中国施行胚胎截开术的第一

---

① 苏精：《西医来华十记》，北京：中华书局，2020 年，第 156 页。
② 王华锋：《黄宽：中西文化交流的象征》，《西南大学学报》（社会科学版）2010 年第 5 期。
③ 苏精：《西医来华十记》，北京：中华书局，2020 年，第 173-176 页。

人。① 并且，黄宽投身于医学教育，曾在自设的诊所培训出 4 名中国学徒，并在博济医院附属医学校开设解剖学、生理学、外科学，教学成果突出。② 但有关黄宽的评价，在当时却出现了分歧。

一方面，他的同学容闳在其所著《西学东渐记》中提及，黄宽"于 1879 年逝世，中西人士临吊者无不悼惜。盖其品行纯笃，富有热忱，故遗爱在人，不仅医术工也"。③ 而黄宽的辞世也恰恰体现了舍己救人的情操，他在患颈痈疽之际不顾家人劝阻，出诊救治难产的英国驻华领事夫人，归家后突发疾病而亡。④ 而另一方面，在"洋海关"赫德的日记里，黄宽却不符合一个高尚的、脱离名利追求的医者的设定，而是一个"很在意自己要先有钱"的人。⑤ 不仅赫德有这样的判断，授予黄宽行医资格和工作任职的伦敦传教会，也因为钱财问题与黄宽闹出了不愉快。1860 年时，黄宽娶妻后，向伦敦传教会确认之前承诺于他的、与欧洲人传教医生相同的已婚年薪，却遭拒绝。他大感意外，据理力争，声明"我也确定无法只领 150 磅而做 250 磅的事"。⑥ 在这一事件尚未消停时，又逢黄宽所在的惠爱医馆为新来的传教士丹拿修建宿舍，黄宽与助手们按照当地的习俗集体"吃花红"，收取了 10% 的工程费。医馆的其他传教士发现后，将此连同黄宽向他人借钱收息的事情呈报伦敦，指责黄宽谋求私利。伦敦传教会转而对黄宽进行调查。在调查中，黄宽认为，"吃花红"只是当地习惯，而非如伦敦传教会所定性的贿赂罪行，而借钱收息也不过是正常的营生，并无不妥。他对这种不礼貌的、充满人格质疑的调查大为不满，于是愤而辞职。但在伦敦传教会看来，黄宽这是"沾染陋习"，不符合"应有的较高道德形象"，认为他"从此再也不能

① 苏精：《西医来华十记》，北京：中华书局，2020 年，第 185 页。
② 王华锋：《黄宽：中西文化交流的象征》，《西南大学学报》（社会科学版）2010 年第 5 期。
③ 容闳：《西学东渐记》，沈潜、杨增麟评注，郑州：中州古籍出版社，1998 年，第 84-85 页。
④ 梁碧莹：《简论黄宽、黄胜对西学的传播》，《广东社会科学》1997 年第 4 期。
⑤ 苏精：《西医来华十记》，北京：中华书局，2020 年，第 183 页。
⑥ 苏精：《西医来华十记》，北京：中华书局，2020 年，第 179-180 页。

受人尊敬"。①

而与黄宽同时代的上海第一位华人西医黄春甫，与之相对比，则呈现完全不同的境况。黄春甫于 1833 年出生于松江，1854 年时进入仁济医院学习西医，后服务于仁济医院，被长期主持医院工作的庄斯敦誉为医院的"核心与灵魂"（life and soul）。② 不过，黄春甫的解剖技术欠佳，"恐惧自行操刀"，且英文不好，医术上的局限较大。③ 但这并不影响他得到社会的高度尊重。与黄宽一样，黄春甫经济上比较宽裕，1878 年时自建家宅，好友王韬还写信对他有"积储之富"表示羡慕。而黄春甫积极与各方互动，在推进接种牛痘时另辟蹊径，通过获取上海道台应宝时的支持而事半功倍，还投身于慈善事业，比如捐款赈灾、组织募捐，也与上海本地官商酬酢往来，社会地位很高。④ 与黄宽受到质疑不同，黄春甫得到了中西的一致肯定，尽管较之黄宽，他医疗能力有限，也更大程度地卷入当地的社会关系，依循人情习俗来行事。

显然，一个事业上"发展好"、道德上被认可的医者并不完全取决于医术高、对病患负责，或不靠医疗致富，还取决于其所处文化对医者的定位，以及与社会建立了怎样的互动关系。于黄宽而言，他既深受西方医学训练与基督教的浸染，只想做一名医者，不愿受到官僚的牵绊或介入到复杂的人事中，并被要求不应爱财。可他也并未脱离中国文化的根系，在归国后重新嵌入当地的社会关系中，不断被赋予官职等各类资源，并被期待将这些资源"运转"起来。有位熟悉黄宽的中国医生祢翻云就认为，黄宽是一位对病人和蔼、不追名逐利的好医生，尽管富有资财却是取之有道，靠技术和勤奋所得，只是黄宽有时过分倔强，缺乏对中国人际关系"潜规律"的起码认识，因而发展被限制，没法通过吸引

---

① 苏精：《西医来华十记》，北京：中华书局，2020 年，第 181-182 页。
② 苏精：《西医来华十记》，北京：中华书局，2020 年，第 191-204 页。
③ 苏精：《西医来华十记》，北京：中华书局，2020 年，第 212-214 页。
④ 苏精：《西医来华十记》，北京：中华书局，2020 年，第 205-212 页。

资源、建立关系而"成大事"。① 并且，他在归国后被赋予更多的发展机会和多样的社会资源，各界都期望他将这些资源运转起来、发挥更大影响，可他却未能胜任。

这显示，医者得到怎样的评价不全在于其治病的能力和功绩，还有赖于他们如何与社会互动、关联。尽管近代以来，寻求明确边界的现代医学专业、现代医疗运行场域被不断塑造而出，但传统医学以及蕴于中国传统文化的医疗机制也仍然在发挥作用。在自近代以来的各种公共卫生活动中，诸如疫病的防治，传统中医一直发挥着重要的作用。一项对于民国前期北方瘟疫防治的研究就显示，中西医联合是应对瘟疫非常普遍的做法，像是在对霍乱的治疗中，中药在初期、善后时的作用发挥中有明显的优势。② 而对于新中国初期防治血吸虫病的研究也发现，基于"团结中西医"的工作方针，中医中药亦发挥了举足轻重的作用，而且散落在广大乡村的草医、土医也被纳入卫生防疫体系中，共同应对疫病。③ 再比如，由传统承袭而来的特色的社会组织和运转机制也仍然发挥影响。像很多研究都重点讨论了家庭、人情等在诊疗中的作用，尤其是展现了这些机制、因素是如何进一步与现代医学体系相碰撞的。一项探讨中国医疗实践中患者"自主权"的研究就认为，"家庭中心模式"是在疾病告知中极为普遍的选择，不过，"家庭"又往往是分裂的，这导致本应一体的"知情权"与"决策权"两相分离，使得医院、医生、患者、家属之间的关系十分复杂。④ 还有研究指出，医患互动处处体现了中国文化的情理面向，医患的信任关系也因此是一种浸润着情感张力

---

① 刘泽生：《首位留学美英的医生黄宽》，《中华医史杂志》2006 年第 3 期。
② 郝平、董虹廷：《亦中亦西：民国前期北方瘟疫防治的二元面相》，《医疗社会史研究》2023 年第 1 期。
③ 余成普、罗惠：《新中国初期血吸虫病防治运动及其社会政治动员机制》，《华东师范大学学报》（哲学社会科学版）2022 年第 6 期。
④ 涂炯、梅笑：《患者"自主权"再思考——基于 G 市 Z 医院癌症患者的疾病告知实践研究》，《东南大学学报》（哲学社会科学版）2019 年第 5 期。

的信任关系。① 这些研究让我们更为深刻地认识到医疗与社会关联的错综复杂。于医者而言，治病救人不只是出于生计或职业的责任，也是嵌于社会关系、文化源流的担当，更是道义层面所驱动的崇高使命。

本书基于这样的认识，围绕上文的五个迷思展开具体分析。在对近代以来医疗格局演进历程分析的基础上，本书将首先探讨当前医疗、医学、医者所面临的道义悖论。正如调查资料所显示的，医生在兼顾职业规范、支撑医院发展和赢得患者满意时力不从心，很难得到各方的一致评价，在认识自身的职业、理解医疗作用等方面也有着诸多分歧和疑惑。实际上，这是由于在社会的变迁和发展中，医疗从融于社会的形态逐步以专业的知识、专门的空间、特定的职业群体等构筑了自身的领域边界，在应对病痛、面对生命的奥秘上获得了专属权威。与此同时，伴随社会的转型，原本社会中能够予之代偿的主体、机制、规范等都有所瓦解。于是，医疗成为社会成员对抗病痛、守护生命的最现实和可靠的指望。然而，面对探无止境的生命，医疗却始终存在限度，与其道义上被赋予的无尽期望形成对照。

基于这一判断，本书继而聚焦到改革开放以后，医疗事业发展引入市场机制这一具体的制度变革上来。从对医疗与社会关系的历史梳理来看，尽管医疗改变其以往融于社会的形态是一个逐步演进的过程，但毋庸置疑的是，市场化是其中一个重要的节点。以往的研究要么强调由市场机制的激励效应带来飞速的专业化进展，要么强调由市场机制引发了医生的过劳、紧张的医患关系等社会问题，未能将这两种同时发生的不同面向兼顾起来。可从现实来看，制度变化所带来的影响本就是多样的，而且可能效果是相反的。因此，进一步探讨市场机制的激励效应路径和压力传递路径就会发现，这两条路径在结构上是不对称的，作用于不同

---

① 吕小康：《"缘情结信"：重建医患信任的情感社会学路径》，《南开学报》（哲学社会科学版）2024 年第 1 期。

特征的医生，也就导致了医生群体的分化。

不仅制度变化带来的影响是多样而矛盾的，专业的进展也是如此。科学技术的发展不仅极大地提升了医学水平，也重塑了医疗过程和医生的认知，拉开了医方与患方、医疗与社会的距离。基于对数据的分析可以看到，虽然如其他研究所发现的一样，医患沟通时长的增加能够降低医患冲突的发生频率，但医生科技效率认知水平的提升却会削弱这一作用，甚至还会激化出一些极端的冲突。现代医疗过程兼具了劳动与交往的属性，医患关系既嵌入在专业医学知识的场景中，也融入了日常化的社会关系。因此，医患关系的构建并不只在于医方与患方，而是容纳了更广泛的社会主体，需要各方力量共同参与。

而其中最为关键的一环，就是国家面向医疗的治理结构。所以本书接下来就以医疗体制的治理结构转型为切入，探讨当前医患关系中，绝大多数医患之间关系稳定和小概率医患纠纷并存的结构形式。自 2009 年新医改以来，国家针对市场化医改的弊端，加大对医疗机构的投入、重新强调以人民健康为中心的目标、通过基本医保制度建设部分减轻患者的负担，再次重构国家与医疗机构间的关系。在国家的新型规制下，医疗机构在保留市场机制的同时，越来越依赖绩效化运作，从而兼顾医院的逐利目标和国家的新治理目标。在面对医患纠纷时，医生基于绩效的考虑，主要寻求医疗机构内部的制度化方式化解矛盾；而医疗机构出于绩效的考虑，也主要选择低层级的分级处理方式。但患者往往会在矛盾解决期间失去耐心并进行社会动员，若在此时媒体舆论介入不当，就可能放大了小概率医患纠纷。

综合以上的分析，本书也进一步探讨了影响医患沟通效能的因素。数据分析显示，医生总是尽力建立良好的医患关系，但如果遭遇患者质疑医学的作用、医生面临较大压力和社会误解的情况下，这种努力所发挥的作用将大大降低。首先，医生面临绩效考核压力既会减少医患沟通的时间，也将医生置于医疗责任的第一线，在此情况下，当患者不满治疗效果时，无论什么原因，医生都会成为被责难的对象。其次，患者缺乏对于医学知识的信任会降低医患沟通的效能。而在当前互联网深嵌各个生活场景的时代，各色各样有关健康、医疗的信息都触手可及。错误、片面的信息，以及患者对医学知识的理解偏差也是阻碍医患有效沟通的重要原因。最后，媒体、社会公众会基于碎片化的信息，既"污名化"也"神圣化"医生群体，这两种武断的评价在不同方向上增加了医患沟通的难度。

这些分析会让我们看到，医疗力量有限，生命奥义无穷，其间的张力如何消解，取决于医疗与社会的关系形态。近代以来，我国的医疗体系急剧转型，中与西、传统与现代不仅在学问和制度上相交错，还在社会和文化上相碰撞。而发展至今，这些具有张力的机制、文化仍然发挥着影响。这使得，医疗在对抗疾病、延长生命上愈益高效的同时，与社会的关系和所担负的责任也不同以往。围绕这些变化展开探讨，或许将为我们解开迷思提供新的视角。

第二章

# 道义悖论：从代偿模式到负载模式

　　我国医疗格局的转型是在中医与西医、传统医学与现代医学的碰撞中所推进的。在晚清、民国时期，西医的本土化与中医的科学化同时登场，① 传统医学与现代医学既有交替又有继承，呈现出互鉴又对峙的景象。比如，在医学技术的层面，西医逐步得到社会的认同，传统中医学界对其观点体系有所吸纳，出现了试图融合中西医学的"汇通学派"，但也被指摘实则"汇而不通"；在医政体系中，西医在发展中获取主导地位，形成"西医在朝"的局面，甚至还呼吁"废止中医"，却遭到有力批驳。② 在这样激烈的碰撞中，医者不仅面临学问、技术上的冲击，更是在文化价值、道德规范上失去平衡。

　　可见，我国医疗格局的转型并不只是中与西、传统与现代在学问和制度上的碰撞，还在于文化和社会层面的冲突。判断医者有德还是无德的价值体系开始悄然变化。根本上而言，这是因为有关治病救人的事务逐步从整个社会的道义范畴走向了医疗的道义范畴。也就是说，伴随医

---

①　张孙彪：《中国近代医学社会史探微》，厦门：厦门大学出版社，2016 年，第 2 页。

②　郝先中：《晚清中国对西洋医学的社会认同》，《学术月刊》2005 年第 5 期；郝先中、朱德佩：《清末民初中国民众西医观念的演变与发展》，《史学月刊》2010 年第 8 期；郝先中：《传统与现代性：近代中西医论争的文化表征》，《皖西学院学报》2008 年第 1 期。

疗成为专属的领域，其越发具备独当一面的能力和权威，也由此被要求应当自力更生、担负起生命的重任。

## 一　融于社会的医疗：社会具有参与道义的代偿模式

在我国传统社会中，"医"的所指范围实际上十分广泛，不仅包括我们今天所理解的医者，还包括僧道、巫觋，社会成员在面对疾病时有可能往返于医、巫、寺，也经常"自救"，为治病自行钻研医术，不少名医都是"久病成医"。[①] 因此，医者缺乏专业上的权威和治疗过程中的决定权，病患主要根据平日熟识或亲友举荐来择医，而家人才是他们的医疗决策者。[②] 后续西医在传入时，也要依托于这样的社会机制才能得到接纳，比如引入家庭与亲属关系来打破医院在空间上的神秘感，再比如陈志潜在定县进行的西医"在地化"，也是通过使用本村人来进行的。[③]

所以，我国传统医疗是融于社会的。无论是医学知识的构建，还是医疗过程的进行，都并非在专属的体系、空间、逻辑下展开，而是依存于社会既有的组织、互动机制，与社会所含纳的各个层面和维度相融合、连贯，共享一套道德规范。具体而言，伴随印刷文化的盛行，不管是学术医统的儒医模式，还是非学术医统下专攻针灸、眼科等操作技术的"俗医"模式，都越来越便于大众理解，在清代更是呈现出明显的实用取向，专业化和普及化并行不悖。[④] 再者，和其他学问、技艺的传承相同，这两种医统都是在"松散、非正式的"机制中实现继替：自学、父

---

① 于赓哲：《从疾病到人心——中古医疗社会史再探》，北京：中华书局，2020 年，第 75-77 页。

② 余新忠：《明清医患互动中的人文关怀》，《人民论坛》2019 年第 36 期。

③ 杨念群：《再造"病人"——中西医冲突下的空间政治（1832-1985）》，北京：中国人民大学出版社，2019 年，第 94、201 页。

④ 梁其姿：《面对疾病——传统中国社会的医疗观念与组织》，北京：中国人民大学出版社，2012 年，第 35 页。

子相传、宗族培养是学医的主要途径，并且与师徒传承的机制多有重合，士人的社交圈子、地方社区的熟人网络也是交流和探讨医学知识的重要渠道。① 显然，医疗知识的体系化是在社会的共同参与中进行的，而这一特征同样蕴于医疗的实践过程。从选择和延请医者、决策医疗方案到护理、实践医疗方案，病患及其家人都占据了主导位置。② 而当医者没有以病家意见为先，不能顺从其心意，即便是治愈了病人，也常会遭到质疑、谤议。③ 直到近代，西医也还是面临同样的境况，胡美在其回忆录里提到的两则诊疗故事都显示出，在病患就诊时，家人会对诊治所依据的原理进行考察和询问，继而再定夺是否采纳。④

基于此，既然医疗是融于社会的，那么在面对延续生命的诉求时，医者也无须独自承担，尤其当医者力所不及时，社会则应当代偿，从而维系基本的秩序和规范。在晚明士人祁彪佳的日记中，就包含了能够体现此模式的三则事例。其一是有关祁彪佳长子经多方医治却无效而亡的记载。⑤ 祁彪佳的长子于崇祯九年（1636 年）患天花，祁彪佳延请了十位医者展开救治，而十位医者提供的疗法分为两派：一派主张用凉药，一派主张用热剂。祁彪佳先是采纳凉药的方案，而到第三天时主张热剂的医者认为祁子被凉药所误，祁彪佳便在其争辩下调整方案，改为热剂。隔日又有医者王少石参与诊断，同样主张用热剂疗法，才令祁彪佳彻底

① 梁其姿：《面对疾病——传统中国社会的医疗观念与组织》，北京：中国人民大学出版社，2012 年，第 16-28、37-44 页。
② 雷祥麟：《负责任的医生与有信仰的病人——中西医论争与医病关系在民国时期的转变》，李建民编，《生命与医疗》，北京：中国大百科全书出版社，2005 年，第 54 页。
③ 马金生：《发现医疗纠纷：民国医讼凸显的社会文化史研究》，北京：社会科学文献出版社，2016 年，第 44-45 页。
④ 爱德华·胡美：《中医与西医：一位美国医生在华三十年》，杜丽红译，北京：中华书局，2020 年，第 135-143 页。
⑤ 蒋竹山：《晚明江南祁彪佳家族的日常生活史——以医病关系为例的探讨》，《都市文化研究》，2006 年，第 189-191 页；韩德林：《行善的医术：晚明中国的慈善事业》，吴士勇、王桐、史楗豪译，南京：凤凰出版传媒股份有限公司、江苏人民出版社，2015 年，第 275-276 页。

否定了凉药的方案。更改方案后虽然祁子中间偶有起色，但最终还是病亡。祁彪佳悲痛异常，却并未责难任何医者。从中可以看出，病患的家人作为医疗方案的决策者，是要在充分理解医者意见的基础上进行权衡、判断，实际上同医者一样尽全力地参与到病患的救治过程中，也因此对疗效的不确定性有更深刻的认识，在遭遇不幸时也难以归咎于医者。其二是祁彪佳丧子后开办药局的举动。① 祁彪佳在长子亡故后的第九天参与了放生会的一次会议，会上讨论到时疫的问题时，他们"共相恻悯，若痌瘝乃身"，与其好友、陪他共同面对丧子之痛的医者王朝式倡导建立药局。祁彪佳起草了十条药局的组织规定，和他的兄长祁骏佳带头捐钱，并且为了分享医学知识而翻阅父亲的藏书，积极地参与到药局的管理中，促使药局很快运转了起来，每日由两位医者轮值为乡里提供免费医疗，仅当年夏天就救治了一万人。② 作为当地乡绅的祁彪佳，不只尽力为患病的自家人寻求救治，也推己及人，为更多的乡亲、穷人，甚至流民提供寻医问药的资源。其三是经由药局的开办，祁彪佳等士人与医者所展开的深入互动。③ 祁彪佳经常邀请参与药局的士人、医者共同小聚，相互之间交谈甚欢，"好医者"也借此获得认可和尊重，从而提升社会地位，让自己医者的身份不至于成为子代入仕的阻碍。如此一来，医者与其所处的社会关系形成了正向的循环，医术高、疗效好、富有慈善之心的医者会在道德上受到赞誉，也因此能够获得更高的地位和更多的资源，从而使其自身的利益与公共的利益相贯通。

当然，从药局的开办也可以看到，我国传统社会中贫穷之人的医疗资源非常有限，"病不得医"的情况非常普遍。病患家人也很难在理解

---

① 韩德林：《行善的医术：晚明中国的慈善事业》，吴士勇、王桐、史桢豪译，南京：凤凰出版传媒股份有限公司、江苏人民出版社，2015年，第277-284页。

② 蒋竹山：《晚明江南祁彪佳家族的日常生活史——以医病关系为例的探讨》，《都市文化研究（第2辑）》，上海：上海三联书店，2006年，第182页。

③ 韩德林：《行善的医术：晚明中国的慈善事业》，吴士勇、王桐、史桢豪译，南京：凤凰出版传媒股份有限公司、江苏人民出版社，2015年，第284-287页。

医疗方案的基础上进行决策，① 因此医患之间的纠纷甚至激烈的肢体冲突并不少。② 不过，即便如此，医者在面对无法理解医学知识的病家时，还是有社会性的办法和渠道显示自己的尽力与诚意，从而避免冲突。即使在西医汇入我国的医疗体系、现代医疗逐步扎根之时，这种社会代偿的机制仍然存在。来华西医胡美就记录了这样的一个故事。③ 一位父亲听说胡美医生能够"创造奇迹"，从而签下保证书，请求他为自己病重的儿子做手术。但不幸的是，手术未能救活他的儿子，而这也是胡美所创办的雅礼医院遇到的第一个死亡病例。医院的中国外科医生侯医生更是指出，这甚至是湖南省第一位死在外国医生手下的中国病人。兹事体大，胡美先是在侯医生的建议下，将自己的名帖送给行政长官，调派了士兵来医院站岗，然后购买了一副 20 银圆、远超死者家里能够担负得起的棺材，并将死者穿好衣服放了进去。悲痛的父亲来之后，仔细检查了棺材并向侯医生询问了价格。而当胡美怀着忐忑的心去见他时，他竟向胡美磕头以示感谢，并表达了三点：首先，这昂贵的棺材远非其作为一个农民力所能及的；其次，孩子的去世是天意；最后，胡美是值得信任的朋友，他要把这点告诉所有人。末了，胡美写道："从那天开始，我们不再害怕死亡。医院的死亡率慢慢上升。终于，城里的人们愿意把危重病人送到我们这里来了。"

"医者，意也"，我国传统医学讲求医者自身领悟，难以被标准化、规范化；并且整个社会对理想化的、完美的医者的期待也并非"专才"，医者也要在儒、道、阴阳等各类学问上有所修为，做懂得仁义道德、人情世故等的"通才"。④ 所以，医疗融于社会，整个社会都参与到医疗活

① 于赓哲：《从疾病到人心——中古医疗社会史再探》，北京：中华书局，2020 年，第 87 页。
② 余新忠：《明清医患互动中的人文关怀》，《人民论坛》2019 年第 36 期。
③ 爱德华·胡美：《中医与西医：一位美国医生在华三十年》，杜丽红译，北京：中华书局，2020 年，第 55-58 页。
④ 于赓哲：《从疾病到人心——中古医疗社会史再探》，北京：中华书局，2020 年，第 93-96 页。

动中、具有祛病救人的道义，既要能够催生和鼓励有技术、有道德的医者，也要消解医学的有限性所带来的社会冲突，还要敦促整个社会助力公共医疗和支持医疗的发展。在近代社会的转型中，由于文化观念和社会基础在一定程度上的承接，以往为医疗代偿的社会机制还在一定程度和范围内运转，但医学的革新、社会的变迁也使得这种机制出现断裂和失灵。

## 二　专属领域的医疗：医疗责任不断拓展的负载模式

近代以来，西医知识不断被引入、介绍到我国。经由西医的传播和实践，医学愈益被视为一项专门的学问。清末时，主张"考试医学"的呼声此起彼落，但只是在江浙一带有所推行，并未广泛实践。而到民国初期时，地方的警察厅在实质上介入到医疗活动中，负责组织考试、取缔和惩处非法行医、监管医疗收费等。南京国民政府成立后，逐步建立起自上而下的卫生行政体系，陆续出台了《医师执业注册暂行办法》《中华人民共和国执业医师法》等规章制度，对医者的资质、医疗活动的开展等进行了详细规定。① 由此，伴随近代国家的建构，医疗在国家的管控和推动下延伸出新的面向，即一项指向明确、责任清晰的公共事业和行业领域。

在这样的取向下，医学的治疗效果、医生队伍的规范性日益提升，更为有效地担负起治病救人的事业。于社会成员而言，遭遇病痛时，寻求医者尤其是合法的医者或医疗机构是首要的、实用的，加之新思潮的影响，这也是最为理性、正确的做法。尽管医疗仍然嵌入在社会中，既有的社会机制、文化基础依旧在医疗活动中发挥着重要的作用，正如蒲

① 马金生：《发现医疗纠纷：民国医讼凸显的社会文化史研究》，北京：社会科学文献出版社，2016年，第65-74、174-176页。

爱德在协和医院推进社会服务时所看到的那样，"从家庭到远方的亲戚都在分担着大大小小的责任"；① 但是，医疗不再只具有原本融于社会时的那般形态，而是在学问技术的掌握、职业队伍的培养、实践的空间、行政体系的管理等各个方面都主动或被动地设立起门槛、形成越发清晰的边界，发展出专业化的新形态。

首先，医者的职业化迈向主流，与其他具有相似功能的社会角色区分开来。并且医者开始自觉认识到这种变化，不只是在施医问药上形成职业规范，而且在树立道德上强调职业特色。1933 年，宋国宾所著的《医业伦理学》出版，就显示出"人德"到"医德"的变迁。该书强调了医学伦理的特殊性，认为医者不仅要对患者、社会负责，也要对医学群体负责，"永保医师令誉"；同理，医学社团、医学组织、医学团体也有意识地加强团结，要求医者爱护彼此。② 其次，由于战乱带来的动荡、失序，社会沦为一盘散沙的局面，既有的社会机制和组织有所失效，在应对医疗的有限性、发挥代偿的作用上力不从心。这是因为专业化的医学知识不再如在传统社会中那样容易理解和习得，也是因为医疗的实践空间从日常生活区隔出来，家庭反倒成为妨害健康的"罪魁"。③ 可见，原先的正向循环开始破裂：社会失去了代偿的着力点，原先的社会代偿基础被革新的医疗知识和技术所排斥；而医者向社会借力的恰当性也在消逝，职业内涵和责任的明确化正在建立医患之间的委托、契约关系，模糊的道义性交换受到贬抑。最后，走向专属领域的医疗与社会生活的其他领域时有对立，职业化的医者与社会中的其他群体也常有纷争。民国时期，医病纠纷和医讼频频发生，医者感慨病家"希望医师所负的责

---

① 蒲爱德：《医务社会工作者工作与专业训练》，唐佳其译，《医药世界》2007 年第 7 期。

② 潘新丽：《从"人德"到"医德"的变迁：近代中国医德解析——以〈医业伦理学〉为代表》，《医学与哲学》2018 年第 10A 期。

③ 杨念群：《再造"病人"——中西医冲突下的空间政治（1832-1985）》，北京：中国人民大学出版社，2019 年，第 84 页。

任过大"；而失去主导地位的病家难以参与到诊疗过程中，就更容易将
治而未愈的结果归结为医者的过失；行政的、法制的和媒介的力量总是
站在医疗的对立面上，对其监管、制约、控诉。[①] 这反而进一步促使医
者"抱团"，便于共同因应和对抗。

　　是以，医疗从融于社会的、边界模糊的形态走向在主体、内容、空
间等方面都具有明确定位的领域；社会参与医疗的程度和维度受到限制，
予以代偿的道义责任被松动、消解。当然，这种趋向并非一个线性的进
程，我国传统中医融于社会的形态、在西方医学影响下进行专业化革新
的中医形态、西方基督教主导下的医疗形态及其在我国经历在地化之后
的形态交织在一起，促使医疗在发展中具有多样的形态，与社会形成了
多重逻辑下的关联。这也是黄宽遭遇道德困境的根源：于他而言，既要
符合西方基督教文化下的医者定位，为了崇高的宗教追求而非金钱来施
展救治，也接纳一种医疗机构与医者、医者与患者的契约关系，拿多少
钱办多大事，还在行医和生活中受到来自中国传统文化和社会对医者期
待的影响，医术高、能治好病人的医者理应得到更多的社会资源，从而
发挥更大的作用。从他的例子也可以进一步阐明，中与西、传统与现代
的医疗模式碰撞中，医者能否从诊疗中获利并不是道德困境的缘由。传
统中国融于社会的医疗范畴下，救治失败尤其是导致病家死亡的医者通
常站在了道德下风，为了安抚病家有时甚至还要"倒贴"补偿，但治愈
病家则理应得到回馈。只不过回馈的内容和方式、由谁提供、何时给予
等都不能确定，富裕的病家出手阔绰，贫穷的病家力所能及，无力提供
物质回报时为医者传扬美名，有治世理想的士绅开办药局向社会筹措资
源来解决医者的基本生计，都很常见。但伴随西医体系的引入、现代医
疗的发展，无论疗效如何，医者出于耗材和专业知识的投入，以及医疗

---

① 马金生：《发现医疗纠纷：民国医讼凸显的社会文化史研究》，北京：社会科学文献出版
　　社，2016 年，第 309 页。

机构为了自身的持续运转，会认为收取诊金仍然合理，因而即便在遇到病家亡故时还会做出急切索取诊金的举动；① 而与此同时，如果医者治愈病家，也理应只收取规定范围的诊金，而不应当借此得到更多物质回馈，否则就有贪财之嫌。

因此，在晚清民国时期，不同的发展情境、文化环境、社会结构下，对于具有不同经历的社会成员而言，医疗应当肩负起多大的责任、社会是否具有分担的道义，都有着迥异的答案。而新中国成立后，新的社会体制逐步建立起来，医疗卫生体系亦呈现出新的格局。

### （一）代偿的新机制：行政化社会

新中国成立后，党和国家将医疗卫生工作当作保障人民群众身体健康的福利事业，制定了面向工农兵、预防为主、团结中西医、卫生工作与群众运动相结合的卫生工作方针，并建立三级卫生机构和队伍，设立了国家负责的公费医疗、工厂负责的劳保医疗、农村集体负责的合作医疗。② 在当时经济落后、资源短缺的背景下，党和国家力图通过这样的体系将人民群众纳入基本的医疗卫生保障中，也要通过这样的体系动员人民群众自身的力量进行卫生工作、发展医疗事业。③ 伴随社会主义改造的进程，城市中单位成为党和国家联系群众、包管一切的社会组织，而农村中人民公社也成为社员依靠集体力量获取福利的组织，自此个人依附于单位和集体来获取医疗保障，④ 也经由单位和集体而参与到医疗

---

① 马金生：《发现医疗纠纷：民国医讼凸显的社会文化史研究》，北京：社会科学文献出版社，2016年，第256页。

② 中华预防医学会：《创建中国特色社会主义卫生事业——新中国卫生事业60年学术报告》，《中国农村卫生事业管理》2009年第7期。

③ 1953年1月4日《人民日报》发表社论《卫生工作必须与群众运动相结合》，"为了很好地达到为工农兵服务的目的，仅仅把工农兵作为工作对象是不够的，还必须通过工农兵自己来进行卫生工作"。资料参考《中华医学杂志》1955年1月第一号。

④ 费太安：《健康中国 百年求索——党领导下的我国医疗卫生事业发展历程及经验》，《管理世界》2021年第11期。

卫生工作中。① 这显示出一种类似于传统社会中融于社会的医疗形态，整个社会都参与到医疗的运转中，为应对医疗的有限性而发挥代偿作用。尽管表面上只见国家而不见社会，但社会并未消失，只是隐没、附着于行政体系之中。②

首先，在城市的医疗机构中，思想道德教育而非技术规范和问责制度是维系医疗活动秩序的主要途径。就学者对新中国成立初期的医疗事故纠纷的考察来看，党和国家是争议的裁决者：当事故出现时，由医院、行业主管部门、地方政府等各个级别的行政单位进行调查、处理；若医务人员确有医疗过失行为，对其进行思想教育是最主要的手段；而这种批评教育也是安抚病家情绪、消除意见的重点方式，从而淡化经济赔偿；涉及经济赔偿时，除了相关的医务人员和医院来承担，也可能通过其他的帮扶和救助渠道进行弥补、抵偿，比如请病患或其家属以经济困难的缘由向民政部门申请补助和救济。③

其次，在农村中，无论是集中且固定的乡镇诊所，还是下派的、流动的医疗队和保健员都难以真正让农民长期受益，因而赤脚医生大量成长起来。④ 赤脚医生半农半医，他们大都是本村人，通过公社卫生院的集训或者实践中的学习来获取中西医知识，努力在村里合作医疗的负担水平内寻找可行的治疗方案。并且，仿若在传统社会时的医者那样，赤脚医生与乡村社会形成了以道德为轴的正向循环：成为赤脚医生是有门槛的，只有具备一定文化、门路的人才能得到推荐；赤脚医生没有休息

---

① 杨念群：《再造"病人"——中西医冲突下的空间政治（1832—1985）》，北京：中国人民大学出版社，2019 年，第 370 页。

② 罗婧：《从团结型社会组织、行政型社会组织到治理型社会组织——1949 年以来社会组织的变迁历史》，《清华大学学报》（哲学社会科学版）2020 年第 3 期。

③ 王佳、王伟、程实：《我国医患关系管理的历史进程与未来展望》，《医学与社会》2013 年第 2 期；胡悦晗、韩平阳：《新中国成立初期城市医疗事故纠纷的因应机制》，《医疗社会史研究》2017 年第 2 期。

④ 杨念群：《再造"病人"——中西医冲突下的空间政治（1832—1985）》，北京：中国人民大学出版社，2019 年，第 380—397 页。

时间，十分辛苦，而且因为下地干活少、拿的工分多还可能被说风凉话，精神压力大；但赤脚医生尤其是能看好病的赤脚医生在村里是受尊重的，能够得到各种各样的"道德回馈"，劳动时的帮忙、做客时的优待、困难时的吃食，等等；而这也反过来要求赤脚医生更为尽心尽力，产生了道德约束的作用。① 当然，在这种正向循环中，党和国家扮演了关键角色，一来是中央层面的推动，比如毛泽东同志对《红旗》杂志报道赤脚医生的文章进行批示，这引发了各地大办合作医疗和发展赤脚医生的热潮；二来各地将培养赤脚医生置于合作医疗制度中，对其培养的筹资、行为约束等以集体经济为基础，并且通过例行会议紧抓赤脚医生的思想政治教育。②

最后，在医疗卫生活动中，尤其是大规模的防疫活动中，人民战线成为重要的实践机制。比如在实施疫苗冷链管理前的麻疹防治中，就是通过发动由家长和赤脚医生组成的人民战线来使用疫苗和开展防疫：通过传播包含如何确诊、如何应对、如何预防内容的顺口溜，来教会家长基本的麻疹诊断方式，实现疫情的及时报告；确诊后，家长对患儿在家庭中进行隔离，防止传染，依据病情自行处置或找赤脚医生上门治疗，实现切断传播；赤脚医生在平时宣传"打预防针"，对家长进行苦口婆心的劝说工作，实现提前预防。③

新中国成立初期，在党和国家的统筹下，建立起人民群众普遍受益、积极参与的基本卫生服务体系。一方面，医疗的专业化程度不断发展，但技术水平的提升有限。城市中，专业的医疗机构逐步建立，尤其是在

---

① 张开宁、温益群、梁苹主编《从赤脚医生到乡村医生》，昆明：云南人民出版社，2002 年，第 58、241 页。
② 张开宁、温益群、梁苹主编《从赤脚医生到乡村医生》，昆明：云南人民出版社，2002 年，第 19、49 页。
③ 王程韡：《医疗基础设施何以可能——新中国成立初期的麻疹防治史》，《自然辩证法通讯》2022 年第 1 期。

传染病基本消除后，城市中迅速建立起多家医院，① 但设施较为简陋，医务人员的平均技术水平相对较低。农村中，则主要是依靠以自愿互助为基础的合作医疗体系。另一方面，为应对医疗发展所受到的局限性，在党和国家统管的基础上，经由行政体系形成了新的社会代偿机制，自上而下的思想道德教育、地方社会中的道德调节、医疗活动中的人民战线发挥着重要的作用。也就是说，作为专属领域的医疗和行政化的社会机制共同担负起治病救人的道义责任。

### （二）医疗的超负荷：效率与公益

改革开放后，市场机制深入到我国社会发展的方方面面。1979 年，时任卫生部副部长的钱信忠在接受新华社记者采访时提出，要 "运用经济手段管理卫生事业"，要将管理企业的办法引入医疗卫生机构的管理之中。② 同年，卫生部、财政部、国家劳动总局联合发出了《关于加强医院经济管理试点工作的意见的通知》，即开始推行用经济方法管理医院的业务活动和财务收支。1985 年，国务院批转卫生部《关于卫生工作改革若干政策问题的报告》，明确了 "调动各方面的积极性，改善服务态度，提高服务质量和管理水平，有利于防病治病，便民利民" 的改革目标。③ 不再一味强调医疗卫生事业的福利性，而是引入市场机制，减轻财政负担，公立医院被要求自负盈亏。医者不仅要向患者负责、治病救人，也要向医院负责，讲求效率、积极创收。

从而，医疗服务不再只是 "全心全意为人民服务" 的产物，也是市

① 根据《中国统计年鉴 2020》，1978 年我国医疗卫生机构 17 万个，床位数 204 万张，卫生技术人员 246 万人。转引自仇雨临《中国医疗保障 70 年：回顾与解析》，《社会保障评论》2019 年第 1 期。

② 新华社：《钱信忠副部长向记者发表谈话，卫生工作的重点转上现代化建设》，《人民日报》1979 年 1 月 13 日（第 04 版）。转引自姚泽麟《政府职能与分级诊疗—— "制度嵌入性" 视角的历史总结》，《公共管理学报》2016 年第 3 期。

③ 卫生部：《关于卫生工作改革若干政策问题的报告》，《中国医院管理》1985 年第 8 期。

场交换而得的服务产品，其提供、发展越来越依靠专业的医疗机构来推进。一方面，这种转变不仅使得原先由党和国家主导的规范机制（比如思想政治教育）、分配机制（比如分级诊疗）、兜底制度（医疗保障网络）等悉数失灵；另一方面，伴随政企分离、政社分离，去行政化的推进将社会成员从单位和集体中"释放"出来，也使得行政体系下的代偿机制失去了运行的社会基础。① 尽管在以提升效率为导向的改革下，医疗机构获得了越来越多的自主权，医务人员的积极性提高，医疗服务的规模和质量都显著提升，并且限制个体行医的政策规定被破除，社会资本被鼓励进入医疗领域，② 但与此同时，人民群众在医疗上负担日益加重，而且城乡间、地域间的医疗服务水平差距拉大，医疗资源集中到大城市、大医院中，"看病难、看病贵"成为越发严重的社会问题。③ 更让问题进一步恶化的是，医疗领域对社会力量的撬动主要是专业化的和经济上的，即让有专业知识的个体参与到医疗服务的供给中，或引导社会面的资金来拓展医疗领域的发展，这虽然能够对医疗卫生事业起到支持作用，但并不能有效地帮助医疗去应对其有限性。当专业化的医疗服务无法治愈患者时，不再有可靠的、稳定的社会机制予以代偿。因此，医患冲突不再是偶发的人际、群际矛盾，而成为结构性的社会危机。

面对引入市场机制所产生的问题，我国医疗卫生事业的改革逐渐向公益性回归。2007 年，党的十七大报告把"人人享有基本医疗卫生服务"作为全面建设小康社会的一项重要奋斗目标。医疗卫生事业被定性为公益性事业，国家重新重视政府责任，加大投入力度，加强对人民群

① 正如杨念群所提及的，合作医疗体制的解体使得赤脚医生失去了以拼命工作作为"道德回报"行为的动力。参见杨念群《再造"病人"——中西医冲突下的空间政治（1832 - 1985）》，北京：中国人民大学出版社，2019 年，第 426 页。
② 葛延风、贡森：《中国医改：问题·根源·出路》，北京：中国发展出版社，2007 年。
③ 朱敖荣：《创建中国特色社会主义卫生事业——新中国卫生事业 60 年学术报告》，《中国农村卫生事业管理》2009 年第 7 期。

众的保障支持和对医疗机构发展不均衡的直接干预。① 由此出台的一系列政策进一步提升了医疗卫生服务的供给规模和质量，建立了城乡覆盖的医保体系，缩小了人民群众享有医疗服务的差距。2016 年，中共中央、国务院印发《"健康中国 2030" 规划纲要》，确立了 "以人民健康为中心" 的 "大健康观""大卫生观"。由此，医疗卫生事业的发展要同时兼顾好三个目标，即维护公益性、调动积极性和保障可持续性。而在具体的改革中，这三个目标都分别取得了明显成效，加大了政府投入、遏制了医药费增长势头、提高了医务人员的薪酬待遇、优化了卫生筹资结构等；但在达成三个目标的过程中，维护公益性与调动积极性、保障可持续性却时有冲突，比如将有些检查类项目的价格降到成本之下，虽能维护公益性，却制约医务人员的积极性、限制医疗卫生机构的可持续发展，再比如取消药品加成有利于维护公益性，但引导患者倾向去往医院配药，提升医务人员工作负荷的同时增加了医院的服务成本。②

无疑，改革开放以来医疗所发生的变化与市场机制进入其中紧密相关，更是与市场机制全面、深入地影响着社会生活密切关联。发展自主权和资源得以释放，而群体、区域、领域、部门等各个社会维度都走向分化，形成了以利益为划分的格局。③ 医疗运转和发展所依存的逻辑、规范、机制逐渐与其他领域相区别开来，成为由专项负责的行政体系、拥有专业技术的人员所引导和维系的专属领域。因此，医疗改革无论是强调效率，还是回归公益性、强调公益性和效率导向的整合，④ 都是以作为专属领域的医疗范畴为抓手，即无论钟摆指向哪里，都在医疗这个

① 郭锋、张毓辉、万泉、王荣荣、翟铁民、李涛、高润国：《我国卫生经济政策体系的演进历程及评价分析——基于制度结构理论》，《卫生经济研究》2020 年第 8 期。
② 郭锋、张毓辉、万泉、王荣荣、翟铁民、李涛、高润国：《我国卫生经济政策体系的演进历程及评价分析——基于制度结构理论》，《卫生经济研究》2020 年第 8 期。
③ 孙立平：《失衡断裂社会的运作逻辑》，北京：社会科学文献出版社，2004 年。
④ 翟文康、张圣捷：《政策反馈理论视域：中国医疗卫生政策钟摆式变迁及其逻辑》，《中国卫生政策研究》2021 年第 9 期。

表盘中。从实践中来看，这种主体明确、目标清晰、可操作性强的发展路径成效显著，却也越发让医疗领域走向超负荷的运行：一来，医疗发展中对公益性的维护和对效率的追求本具有张力，而这种张力在日常的医疗活动中会有多样的、难以预见的表现形态，很难完全通过制度化的手段予以消解，这要求医疗从业者要能灵活应对和处置；二来，尽管我国医疗技术发展迅速，达到了国际先进的水平，但医疗的局限性始终存在，新的疾病类型不断出现、医疗需求不断扩展，再加上医疗服务的供给仍具有相对差距，这都带给医疗极大的发展压力。

面对日益增长的压力和责任，医疗领域似乎只得独自面对，而频频出现的医患矛盾也令我们深感医疗在社会中的尴尬处境。医者既肩负重担，又常常不被尊重、难获信任，尤其是在矛盾和冲突发生时，不再如以往那般能够通过各种各样的社会机制予以疏通和解决，而是陷入利益和制度的纠葛中。而每个社会成员对于医疗的态度亦然，既时有抱怨、常有怀疑，又只能依靠。这不仅让社会对医者的道德评价模棱两可，更让医者自身陷入自相矛盾中。

## 三　碰撞：自相矛盾的医者

"中国医师调查"的问卷调查结果显示，医师工作强度大，日均出诊和科研时间超过 9 小时，每周平均工作 5.8 天，并且在绩效考核、科研发表、行政程序、创造收入、社会舆论等各个方面都面临较大的压力。可与此相对的是，调查发现，医师大都被患者及其家属质疑过，并未获得他们所期待的信任和尊重，而且超过半数认为当前的医患关系"紧张"或"非常紧张"。并且，在进一步的了解中我们发现，不只是社会对医者的道德评价缺乏内在的一致性和连贯性，医者对自身的定位、期待也总是自相矛盾。

比如，有医生在访谈中就说道：

虽然（在急诊）抢救成功率不高，真要抢救过来，我会觉得真是太高兴。那天我被电话叫去，（一直从）凌晨两点（抢救）到（早上）六点多钟，抢救成功了。那个病人一直活到现在，这是我们感到很幸福的事。（访谈编号：BJ202102ZX）

但与此同时，在被问及作为一名医生如何看待"奉献"时，这位医生也颇为无奈。

（谈到）奉献，你有什么资本去做奉献，你没有家庭吗？没有孩子的压力吗？没有父母的养老吗？对吧？我当然想做奉献。（访谈编号：BJ202102ZX）

可见，医者经常遇到处于道德的两难中，既愿意全力践行对生命的守护，在崇高的追求中感受到快乐，也疲于奔命，为现实生活中的困难和压力所烦恼。加之医疗实践包含各种不确定因素，医者无法明确地区分工作与生活，时常因为突发状况而不能陪伴和支持家人，难以在为大家和为小家之间找到平衡。而对医疗转型过程的梳理让我们看到，伴随医疗的专业化、职业化进程，其在治病救人这项公共事业中走向独当一面，形成越发明确的领域边界和专属的运行逻辑，与其他事业、社会生活相区分开来。这就使得，尽管医疗仍然嵌于社会，深刻受到社会文化、规范、机制的影响，但医疗的运转与社会的运转所遵循逻辑不尽相同，难免出现摩擦、碰撞。从调查资料来看，社会对医疗的影响和反馈基于多维的逻辑，来自多样的渠道，呈现不同的面向。当医者遇到难以兼顾效率和公益、无法平衡工作和家庭等力所不及的境况时，社会的作用往往缺乏内在的一致性，有时是雪中送炭，有时却是雪上加霜，反而使他们愈加无所适从。

（一）社会地位之谜：有面子还是没面子？

我国传统社会中，自唐代起，士大夫研习医术的风气渐起，这为宋代儒医的出现奠定基础，促使医者的社会地位有所抬升。[①] 医术高超、以救死扶伤为志业的医者能够得到较高的声誉，而由此获得的仁爱之名也给予他们较高的社会地位。其中技艺和知名度尤其高超的医者还会被神化，例如孙思邈。[②] 当然，技艺或道德低下的庸医以及非学术医统的俗医也常为社会所贬斥、嘲讽。[③] 在道德评价的调节下，优秀、高尚的医者得到社会的认可和褒奖，平庸、卑劣的医者被排斥。直到新中国成立之初，这样的道德调节机制仍然存在，无论是在城市还是农村中，为人民服务的好大夫既会得到党和政府的高度评价，也能得到人民群众的认同和赞誉。比如有医生在谈起自己的择业之路时就说道：

> 我的外公是一个很著名的中医。那时候我还小，记得很清楚，我外公是在另外一个市工作，但是每年清明节回家扫墓的时候，村里面永远都那么多人围着他，要他看片子，要他看病。地位很高的。（访谈编号：BJ202210SX）

可见，努力成为一名好大夫与获取较高的社会地位是相通的、连贯的。而在医疗的发展引入效率导向之后，医生对自身社会地位的认知就成了一个谜。一方面，优秀的医者仍然能够得到较高的社会认可，使他们在日常生活中感受到从医是一个"有面子"的事情。比如有医生就

---

① 宋丽华、于赓哲：《中古时期医人的社会地位》，《唐史论丛（第十三辑）》，西安：陕西出版集团、三秦出版社，2011年，第241-256页。

② 于赓哲：《从疾病到人心——中古医疗社会史再探》，北京：中华书局，2020年，第47-54页。

③ 杨晓越、余新忠：《医生也"疯狂"：明清笑话中的庸医形象探析》，《安徽史学》2017年第1期。

谈及：

> 比如说我们（出去）吃饭，人家也许不理你，都不爱看你，但是如果介绍我是医生，人家起码在心中对医生会有一些尊重。他不一定说会找你，但起码在这个地方，（医生）还是很有面子的。因为在外面我经常碰到这种情况，不认识的（人）在一起，他开始不爱理你，但是可能有人介绍一下，这个（人）是医生，他起码就会对你客气很多，甚至马上要你的电话或者微信，这是现实的。特别是你在这几家大医院（工作），人家就会觉得很厉害，会更客气。（访谈编号：XM202103HZ）

另一方面，医者也经常觉得自身的社会地位并不高，甚至是越来越低。比如于 2010、2010 年开展的 "中国农村卫生人力资源研究：现状评估及未来需要的预测" 调查数据显示，广东、河南和甘肃三省的农村医生对自身社会地位变化的评价总体呈消极态度。[①] 并且，在 2017 年中国医师协会发布的《中国医师执业状况白皮书》显示，半数医护人员认为工作没有得到社会的认可，而只有 35% 的医师希望或非常希望自己的子女从医，间接地反映了医者对自身社会地位的看法。[②] 访谈中，很多医者也表达了对自身社会地位的消极看法。

> （医疗中）有些不可控的因素，但是一旦发生了以后，社会的舆论导向是错的。尤其是现在的自媒体什么都是标题式的，"医院草菅人命"，什么 "大夫罔顾生死" 这些话一说，整个的舆论导向

---

① 董香书：《为何农村医生工作不满意？——工作收入、医患关系和工作满意度的实证研究》，《管理世界》2012 年第 1 期。

② 中国医师协会：《中国医师执业状况白皮书》（2017 年版），最后访问时间：2024 年 7 月 31 日，https://www.cmda.net/zlwqtzgg/10578.jhtml。

是错误的，所以在中国医生的地位并不高，正是这个原因。（访谈编号：DT202102FY）

这个想法在医生群体中并不少见，在调研团队组织的座谈会上，很多社会声望极高的医者也表达了对此的认同。并且，在医疗实践中，医者也很容易"受委屈"，让其觉得"低人一等"。有医生就提到其自身的一次经历。

家属（在治疗中）要骂的。这边正在治病，这边他们骂的话才难听。我曾经在抢救病人的时候，那个病人突发了呼吸心跳的问题，我正在思考病因，在救治的过程中，两个女儿就在旁边指着骂，说你给我妈整成什么样了。她母亲得病，不是我们给她"安"的病啊……（医生）社会地位高会这样吗？（访谈编号：BJ202102ZF）

不仅如此，即便能够在社会交往中被他人另眼相看，医者也并非总是感到欣慰、认为自己社会地位高，而是对此有着十分"清醒"的认识。

是这样子的，在一部分情况下，你确实感觉自己有一些威望。比如说在自己同龄人中，别人一说，看人家现在发展多好！但是我和这些患者或者患者家属，或者有些一般的朋友交往的时候，他们往往是用到你的时候才觉得你（好），但是不用到你的时候，其实也就当你是个很普通的一个关系而已。所以说后来我就自己感觉，医生一定不能把自己的姿态放得太高了，姿态放得高的话真的没有任何好处。（访谈编号：LZ202103GK）

（二）医患关系之疑：远之还是近之？

在医者眼中，除了其社会地位的高低是个谜题，而医者应当对患者远之还是近之也是个疑问。伴随近年来涉医恶性事件的发生，医者"人人自危"，寻求法律、制度、空间等各个维度的保护，而这也使得医者形成对患者远之的倾向。比如，有医生在访谈中就愤愤说道：

> 医院目前最基本的都保护不了。最起码要有个安检的东西，比如最起码把管制品刀具能过滤掉就可以了，这个是最基本的。火车站有安检，其他地方都有的。医院是公共场合，最起码的管制得有吧。（访谈编号：LZ202103LJ）

与此相承，对安检的设置、保安的配备、诊疗场所中预防暴力事件的设计（比如供逃脱的通道、躲避的暗室等）都是访谈中问及医者对医院的改进意见时提及最多的。并且，尽管遭遇的频率不高，但医者也总能讲出一些亲历的、令他们心有余悸的冲突事件，而这些记忆也会成为令他们对患者保持距离、"划清界限"的缘由。

> 我在当年轻大夫的时候值急诊班，有几个年轻人看病。他们喝醉了（导致受伤），我们医生要给他缝合。他醉了，他当然就不知道你是干什么的，自我控制能力也差，就揍了我们大夫几拳。但是我们大夫还是坚持自己的岗位，给他缝合了，我觉得我们这个同行很了不起。其实当时我想，如果我是那个医生，我也会接着缝合。因为什么叫病人？那就是和正常人有区别的。（虽然）他喝醉酒，那同样也是精神状态不正常。我们就天天面对这样的人，所以说被揍就被揍吧，被揍我也不会揪着他（不放），（就当）他是不正常。（访谈编号：BJ202102LM）

而且，医者在诊疗过程中，也会通过观察、与其他同事交流等积累防范的"经验"，从而判断高风险的时候，以便"提高警惕"，这也就无形中给患者"贴标签"，拉大与具有特定属性的患者的社会距离。

> 我们碰到很多外地患者（自我保护意识强）。我自己是跟很多外地人做朋友的。但很多外地人怕你看不起他，特别是外地人在这里打工的，他们与做老板的外地人心态又不一样了，打工的话没多少钱，他会觉得你看不起他，觉得你会坑他，所以他心里先把自己保护起来。所以有时候碰到外地的（患者），我们都会很小心。（访谈编号：XM202103HZ）

从这些表述来看，医者有意拉开与患者的距离，采取对患者保持距离的策略，从而保护自己。但在调查中，医者又并非如此拒患者于千里之外。比如，当问及更愿意把患者视为哪种角色时（从亲人、朋友、顾客、衣食父母、需要帮助的人、需要监护的人、需要公共服务的人、其他中多选），约42%的医者选择了"朋友"，仅次于选择"需要帮助的人"的频数。访谈中，医生们也常常提及与患者的温情互动、互惠互利的例子。

> 我每天都要去（查房）好多次。然后（病人也）跟我说，你也尽力了，你很辛苦。最终这个病人康复了，到目前为止这个患者已经康复快5年了，每年过年的时候，他还是给我打个电话。所以，我们有时候也非常感激病人和家属，（也是因为有）他们的信任和理解，我们把这个病人拉回来了，这样也从另一个方面让我们的技术得到了一个成长……像我们这种（肿瘤外科）跟别的（科室）不一样，我们这边来的患者很多都是老病号。肯定是找你的，他不会

找别人，他就找你，因为你一开始给他处理这么顺，他一般（后续）都会找你，不会去找别人。所以晚上有时候三更半夜都会有电话。（访谈编号：LZ202103YH）

有个别的病人，说实话都（相）处成朋友了。不管是病情上的一些事可以探讨，其他生活方面的也可以一起讨论，甚至于做成朋友的，我觉得挺好的。比方说，在孩子教育这方面，我需要人帮个忙。我那个病人正好是搞教育的，我就问问他，他也给我出主意，这就是"处朋友"的往来了。反过来，如果你的家庭里边有一个大夫的朋友，无形之中你省了好多事儿。所谓的事，比如说你感冒了咳嗽了，你给我打电话，一听你这个症状一判断，我说你吃什么药，不用担心，你不用去医院了。（访谈编号：DT202102ZY）

病人基本上对我都很尊重。除非说有一些病人突然没了，他（的亲人）也许对你有点意见，毕竟他的亲人在你手上没了，可能不爱见你，微信可能都没有联系。但有一个病人（案例）是这样，一个病人家属，他父亲在我手上（治疗了）将近10年，后来没了，这个病人家属非常好，也加我微信，每年逢年过节比如说春节、中秋，他都会给我们主任或我寄点东西，就当朋友了。所以我们给收下来了，有时候我就说你不用再寄了，但他现在每年（还是）都会寄点东西。（访谈编号：XM202103XZ）

可见，在诊疗互动中，尤其是长期治疗的案例中，医者与患者大都是融洽的、亲近的。当被问及是否愿意把微信、手机号给患者时，访谈中仅有一位医生的态度有所保留，说自己"一般只给微信，不会给手机号，想尽量把工作和生活区分开"，而其他医生都没有太多顾虑，表示当患者需要时都会把联系方式给患者，便于沟通病情和治疗方案，而且也经常因此在社会生活中与患者有了更多的交往。这与医者在提及安保措施时对患者忌惮、戒备的态度形成了鲜明的对比。

（三）患方参与之惑：干扰还是助力？

西方医学知识在我国的传播以及与此相伴随的医学科学化进程，对诊疗过程中医患的决策、主导地位产生了扭转性的影响。在以往，获取、习得医学知识的门槛较低，所以大多数情况下，病家是最后做出医疗决策的一方，[①] 而医者主要是根据自身掌握的技能提供方案，供病家选择，还经常要与其他医者竞争。而西医体系传入后，医患之间的"委托制"也随之引进，一方面，患者缺乏相应的知识，很难真正参与其中。另一方面，家庭被置于医疗的对立面，经由空间的区分，亲人的参与受到限制。[②] 而在现代医学的发展中，身体、生理之外的因素在临床诊断中日益得到重视，个体的心理及其所处的社会、环境、文化等被进一步纳入对病因、症状、治疗技术等医疗实践的考虑中。[③] 因此患者在诊疗中的参与也越发重要，例如医患共同决策概念的提出和应用，[④] 敦促医者激发患者的积极参与，从而形成合力，达到更为理想的医疗效果。[⑤] 那么在现实中，医者又如何看待患者的参与？从访谈中来看，与此相关的表

---

[①] 当然有例外的情况，比如北魏僧鸾《调气方》中提出的助产方式基本原则就是在整个过程中将产妇家人完全隔离，不许他们参与，目的是避免"傍人扰扰，令其惊怖；惊怖蓄结，生理不和，和气一乱，痛切唯甚"。引自于龚哲《汉宋之间医患关系衍论——兼论罗伊·波特等人的医患关系价值观》，《清华大学学报》（哲学社会科学版）2014 年第 1 期。

[②] 杨念群：《再造"病人"——中西医冲突下的空间政治（1832–1985）》，北京：中国人民大学出版社，2019 年，第 84 页。

[③] 杜治政：《生物-心理-社会医学模式的实践与医学整合》，《医学与哲学》（人文社会医学版）2009 年第 9 期。

[④] Veatch, Robert M. "Models for Ethical Medicine in a Revolutionary Age." *Hastings Center Report*, 1972；赵羚谷、王涛、王颖、许卫卫、刘俊荣：《国内外医患共同决策研究及应用进展之比较》，《医学与哲学》2018 年第 39 期。

[⑤] 王天秀、焦剑：《医患关系中的患者赋权问题探究——从患者角色的两个维度说起》，《医学与哲学》2019 年第 6 期。

述同样令人困惑。医者普遍认同患者参与的重要性。

> （患者参与）当然重要。（如果病人能）充分地信任你，给你提供好多病史，或者是在治疗上配合你，让他怎么治疗，他听你的话，这样的话你才能够放开手去给他治疗。存在着怀疑或者是拒绝，那你怎么给他治？你就会束手束脚了，你好多东西都不敢试，因为每个病人的病情是不一样的，在好多治疗过程中可能存在着一些尝试性的东西，不是说全是定论，没有模板。（访谈编号：DT202103FY）

但是，患者的参与也经常走向医者所期盼的反面。

> 他半懂不懂。他好像懂一些，因为在网上搜索过，真的很多都是这种一来就"我都查过了"。我们听到这种逻辑很生气，我读这么多年的书，我工作这么多年，输给一个"网络搜索"了。（访谈编号：LZ202103LJ）

并且，医者对患者参与的体会中还包含一个矛盾的现象，即患者及其家属对医学知识的理解能力既有助于医患的沟通，又不利于诊疗的推进。这与以往研究的发现是一致的：一方面，教育程度高、经济水平高等具有优势社会地位的患者及家属能够更好地理解医学知识，医患之间的沟通难度小；[①] 另一方面，面对这样的患者和家属时，医者的权威在一定程度上被消解，因此医患之间信任度较低、交往中的"麻烦"更

---

[①] Howard Waitzkin, *The Politics of Medical Encounters.* New Haven, CT: Yale University Press, 1991；谢铮、邱泽奇、张拓红：《患者因素如何影响医方对医患关系的看法》，《北京大学学报》（医学版）2009 年第 2 期。

多。① 调查问卷中，47.08%的医师都对"受教育水平更高的患者更好沟通"表示同意或非完全同意（14.21%选择不同意或完全不同意，38.72%表示中立），41.93%的医师都对"受教育水平更高的患者更配合治疗"表示同意或非完全同意（14.71%选择不同意或完全不同意，43.37%表示中立），39.49%的医师都对"家庭经济水平更高的患者更好沟通"表示同意或非完全同意（15.60%选择不同意或完全不同意，44.92%表示中立），34.75%的医师都对"家庭经济水平更高的患者更配合治疗"表示同意或非完全同意（17.68%选择不同意或完全不同意，47.56%表示中立）。与此同时，在访谈中却有多位医师谈到，当患者教育水平较高、具有更多医学知识时，反而更难沟通和推进诊疗的情况，比如有医生就讲述了这么一个案例。

很多农民来了就信你，（这种）反而更好沟通，你说什么他信了，他就会听进去。有时候，有些人会断章取义。你讲一句话，他只记半句。这是最可怕的。所以说，有时候有些知识的人，反而很难沟通。就像我们现在一个病人，80来岁老人家，白血病，他女儿是一个彩超室的医生，他儿子是个小儿科的医生。（老人）80来岁白血病，病情很重。我们一直叫他不要治疗了，治疗有可能更坏，他儿子一定要治疗。80多岁啊。他现在化疗是肯定受不了，肯定受不了的（反复强调）。我觉得我们一直支持治疗，看他能（活）多久就多久。如果换成很多普通人，他就会听我们的。他家属一直在犹豫、在纠结。这种不算说很难沟通的，他的想法也没错。可能他

① Thomas Szasz and Marc Hollender, "A Contribution to the Philosophy of Medicine: The Basic Models of the Doctor-Patient Relationship." *The Journal of the American Medical Association*, Vol. 97, No. 5, 1956; Eliot Freidson, *Medical Work in America: Essays on Health Care*. New Haven, CT: Yale University Press, 1989; 朱博文、罗教讲:《互联网使用会影响公众对医生的信任吗? ——基于数据 CSS2013 的实证分析》,《江苏社会科学》2017 年第 3 期。

不是我们这个专业的话，可能就跟我们想不到一起。他认为如果没有治疗的话，这病人就没有机会了。（访谈编号：BJ202210FQ）

同时，这个案例让我们看到，家人的意见在治疗决策中仍然扮演了重要的角色。不过在治疗的整体过程中，家人参与的方式、深度以及发挥的影响是十分多样的，受到疾病类型和危急程度、治疗方法、家人的经历背景和相处模式等各种因素的影响。患者的就诊、治疗与家人的陪伴、参与有时宛如一体，有时却是两条平行线。

> 当时一个病人的病情非常重，在我们外科属于一种典型的急症，叫作急性梗阻性化脓性胆管炎，他是一个北京郊区的农民。他在ICU 里，ICU 是没有（家人）陪（护）的，除了平时管他的那些常规的重症医生，剩下就是我每天去看看他，所以感觉他对我还是挺依依不舍……这家人挺好，他一大家亲戚都跑过来。也不知道是他什么人，反正估计就是女儿女婿儿子儿媳，好多人。但是他一直在ICU 住着，（家人）也进不去，看不着他。他们就每天 24 小时六七个人在医院门口的走廊上打地铺，然后一家人在那儿坐着，不是嗑瓜子就是打牌。（他们）倒不是不关心老爷子，就是挺乐观的。最后（老人）要不行了，（家人）也没有说什么，二话不说又抬回去了，也没说你没给我治好什么的。本来这病确实就很重，家里人也理解。（访谈编号：BJ202102SB）

## 四　根源：医疗的道义悖论

社会对医者有德且无德的矛盾评价，医者在面向社会时的自相矛盾，背后的根源在于医疗在转型中所面临的道义悖论。在社会的变迁和发展中，医疗从融于社会的形态逐步以专业的知识、专门的空间、特定的职业群体等构筑了自身的领域边界，在应对病痛、面对生命的奥秘上获得了专属权威。与此同时，伴随社会的转型，原本社会中能够予之代偿的主体、机制、规范等都有所瓦解。于是，医疗成为社会成员对抗病痛、守护生命的最现实和可靠的指望。然而，面对探无止境的生命，医疗却始终存在限度，与其道义上被赋予的无尽期望形成对照。

我国传统社会中，求医问药只是社会成员在遭遇病痛时的一种选择，其与民间经验、道德教化、宗教、巫术等之间的边界是模糊的，即便是诉诸所谓的"正统"医术，病患也未必去找大夫，而可能是自行钻研典籍或向身边通晓医术之人寻求帮助。伴随西医知识的传入、现代医学体系的建立，医疗与以往其他应对病痛的渠道区别开来，逐渐成为社会成员普遍的、理性的选择，而社会中机制、文化、规范等的参与和作用未必与医疗体系是融洽的、相衔接的，在某些情况中予以代偿，也在某些时候有所碰撞。新中国成立初期，在党和国家的主导和管控下，医疗卫生事业既要构建自身的专业化体系，也要服务于总体的发展目标。因此，尽管医疗卫生事业是作为专属领域来推进、发展的，但推进的渠道、发展的机制与其他领域、其他类型的事业相一致，单位、公社等社会组织扮演着重要的角色。当医疗未能达成目标、力所不及的境况中，行政体系与蕴于其中的社会能够予以代偿，消解由此出现的社会矛盾或冲突。改革开放后，一方面，社会的组织机制发生转变，利益格局、道德文化、规范秩序等日益复杂化和多元化；另一方面，医疗卫生事业的发展引入效率导向，也要同时兼顾、承担公益责任。因而，在应对病痛、面向生命的道义格局中，医疗走向了独当一面的负载模式。

在这样的转型中，医者的责任范围不断拓展，治病、疗愈、科研、救助、照护、精神慰藉等一应俱全，肩负的角色也越来越多，很容易陷入道德的困境。医者努力践行医疗被赋予的道义责任，需要承担的工作压力越来越大，而医疗之外的、社会能够给予代偿的机制却时常失灵，甚至引发冲突、产生碰撞，让医者越发迷失、难以自洽。地位之谜、关系之疑、参与之惑正是对此的反映。首先，医者对自身社会地位的感知、评价，本是一种来自道德的调节和反馈；而在实际中，这种感知和评价是情境性的，与其接触的舆论、诊疗中的遭遇、社会交往等息息相关、不断变动，医者很难从中汲取持续的激励，或受到启发，调整和改进做法。其次，医者与患者所互动而成的社会关系是医疗与社会关联起来的具体机制。一方面，医者与患者的相处与其在生活场景中相仿，可以通过熟悉、交流、互惠等拉近关系，从而相互理解、包容。而另一方面，医者与患者之间却也存在天然的隔阂。这既是因为双方之间往往在医学知识上存在落差、不时受到负面舆论的影响等，更是由于医疗是有限的。即便患者或其家属同样受过医学训练、具有医疗实践经验，当遇到危急的、涉及生死的情境时，同样未必能依循"常理"行事。最后，患方在医疗中的参与是以往社会予之代偿的重要渠道，患方通过理解、选择治疗方案以及提供相应的护理等，与医方共同担负着疗效的实现；而在现代医疗体系中，患方的参与也是准确诊断、执行医疗方案、增进医疗效果等所不可或缺的，但由于医学知识专业化，患方很难完全理解治疗的机理，在具体的医疗操作中也大都处于从属地位，能够经由医患互动而达成的信任、理解、认同是有限的，患方参与能否带来积极影响往往极大地受到一些既定结构性因素的影响，比如医患双方的社会距离、背景经历等，尤其还取决于疗效的情况。

可见，医者遭遇地位之谜、关系之疑、参与之惑，在于医患互动以及此中蕴含的医疗与社会的关联是情境性的、动态变化的，其自相矛盾的行动和态度背后是多重具有张力的逻辑：既要考虑患者的主要诉求，以病为出发点，也要从疗愈入手，关注作为整体的人；既要讲求医疗的公益性、承担起社会责任，充分为患者及其家人考虑，也要讲求效率、推进自身的发展，从医者及其医疗机构进行思量；既要顾及长远、推进医学进步，注重科研，也要顾及当下、切实将前沿知识和技术落地，注重临床；等等。因此，伴随社会的转型和医疗的发展，代偿模式难以为继，社会的机制、规范、文化与作为专属领域的医疗时有碰撞，医者面对自身的角色、与患者的相处、医疗的实践等很难消解其中具有张力的逻辑。而医疗要独当一面的负载模式也遭遇道义的悖论，医疗的有限性与其所承载的无限责任形成悖斥，而制度的完善、医学的进步则在提升社会期望的同时，也给医者构成了无尽的压力。要走出道义的悖论，就无法只是从医疗领域内部出发来寻找解决方案。

第三章

# 市场利弊："激励"还是"压力"<sup>*</sup>

　　医疗卫生事业的发展是国家现代化建设的重要方面，也是民生保障的重点领域。中国在医疗卫生领域的现代化建设经历了独特的探索过程。自 20 世纪 80 年代伊始，医疗市场化改革的进程正式开启。相关资料表明，自市场化改革以来，全国医院组织和医师群体的数量得到了显著提升，但同时，社会上也出现了医院"以药养医"、患者"看病难、看病贵"，以及医生"过度劳动、职业倦怠"等诸多问题，甚至形成了日趋紧张的医患关系。而从 2009 年"新医改"实施开始，政府则再度明确强化公共医疗事业的公益性原则，以应对上述医疗领域出现的社会问题。① 直到 2017 年"健康中国"发展战略实施以来，党和国家坚持把保障人民健康放在优先发展的战略位置，深化了医药卫生体制的改革，② 并促进了医疗服务的高质量发展。③ 特别是 2020 年新冠疫情发生以来，广大的医疗卫生组织及医疗从业人员更是在抗疫斗争中发挥了不可替代

　　* 本章部分内容已发表，详见许弘智《激励与压力：医疗市场机制影响医生群体的两种路径》，《政治经济学季刊》2024 年第 3 期，收入本书时有修改。
　　① 李玲、陈秋霖、江宇：《中国医改：社会发展的转折》，《开放时代》2012 年第 9 期，第 34-43 页。
　　② 张维、陈琴：《政治经济学视角下"将健康融入所有政策"的当代实践：国际经验及启示》，《政治经济学季刊》2023 年第 4 期，第 141-159 页。
　　③ 石任昊：《医疗实践演变与卫生现代化》，《社会发展研究》2023 年第 2 期。

的重要作用，成为保卫人民生命安全的中坚力量。

在上述的中国医疗现代化历程中，市场机制所带来的影响是理论界关注的核心议题。既有文献主要从以下两个方面对中国医疗发展中的市场机制进行研究：其一，从市场运行效率的角度出发，认为以自负盈亏、绩效竞争为导向的市场机制有助于为医疗服务供给者提供有效激励，从而促进医疗供给服务数量的提升。[①] 其二，从医患关系伦理的角度出发，认为利益导向的医疗服务模式可能使得医疗服务供给者为了经济收益而采取"以药养医"等忽视医学伦理的行为，从而出现"看病难""看病贵""医患关系恶化"等社会后果。[②] 然而，以上两方面研究从整体上揭示了医疗市场机制的积极效益和道德风险，但仍有待探讨的空间在于：这些研究大多未深入医疗服务供给的过程内部来考察市场机制对不同医生群体的影响，而倾向于把医生作为医疗服务供给者中同质性的一员来处理；同时，部分涉及医生群体的研究也仅围绕其诊疗行为展开讨论，未能把医生的内在心理状况与生命体验同宏观的医疗市场机制联系起来分析。

鉴于此，本章将以医生日常的工作—诊疗实践为切入点，考察医疗市场机制是如何对医生的收入水平和社会地位产生影响的。事实上，作为医疗市场化改革的"最后一公里"，广大的医生群体才是医疗服务供给的直接主体。在兼具经济效益和社会效益的医疗领域，医生往往扮演着更为综合复杂的角色，并承担着多重的委托—代理任务。他们既是患者的照护者和诊疗者，也是医院组织内的改革实践者和工作执行者。[③]

① 封进、余央央：《医疗卫生体制改革：市场化、激励机制与政府的作用》，《世界经济文汇》2008 年第 1 期，第 1-13 页；姚泽麟：《近代以来中国医生职业与国家关系的演变——一种职业社会学的解释》，《社会学研究》2015 年第 3 期，第 46-68 页。

② 寇宗来：《"以药养医"与"看病贵、看病难"》，《世界经济》2010 年第 1 期，第 49-68 页；叶初升、倪夏、赵锐：《收入不平等、正向选择与医疗市场中的资源错配》，《管理世界》2021 年第 5 期，第 113-127 页。

③ Heritage, J. and Maynard, D.W., "Problems and Prospects in the Study of Physician-Patient Interaction: 30 Years of Research." *Annual Review of Sociology*, Vol. 32, No.1, 2006; Cockerham, W.C., *Medical Sociology, Thirteenth edition*, NY: Routledge, 2016.

因而,不能简单地假定,当市场机制引入医疗领域后,就能够对医生形成收入增加或地位提升等激励效应。如此一来,那些在市场条件下出现的过度劳动、职业倦怠等医生工作状态就无法被纳入讨论中来。[①] 只有回到医生群体的日常工作处境和诊疗实践等劳动过程中,才能促使相关分析更清晰地认识到市场机制的引入将对医生自身产生何种具体作用。

相较于以往的文献,本章所做的探索有如下三方面的创新。第一,从医生日常的工作—诊疗实践出发,探索医疗改革中的市场机制所产生的影响,并试图揭示不同医生群体对医疗市场化所持有的异质性态度。第二,将压力理论拓展至对医疗市场化改革的进程中加以分析,进而得以探索医疗市场机制的激励效应与压力传递路径的形态,并讨论两者在结构上的异同,如此可以将医生的内在生命体验与宏观医疗市场化改革加以联系。第三,丰富了医疗市场改革背景下"医生群体分化—压力积累—差异化社会心态形成"这一逻辑链条的经验证据,给未来深化医疗卫生体制改革和医疗共同体建设提供了理论上的参考。

## 一 医疗服务市场机制及其对医生群体的影响

### (一)医疗服务委托—代理过程中的市场机制

医疗服务的供给是由社会公众及患者委托具有专业技能的医院及医生群体来实现的,具有明显的委托—代理特征。在经典的委托—代理理论中,如何确保代理者有效地实现委托人的诉求是委托—代理过程的主要问题。[②] 而由于医疗服务行业又兼有社会效益与经济效益双重属性,

---

① 一鸣、郝艳华、吴群红、梁立波、魏秋雨、费洁、师梦丽:《国内外医生过劳研究综述》,《中国医院》2018年第10期,第78—80页。

② Arrow, K. J. , "Uncertainty and the Welfare Economics of Medical Care." *American Economic Review*, Vol. 53, No. 5, 1963; Ross, S. , "The Economic Theory of Agency: The Principal's Problem." *American Economic Review*, Vol. 63, No. 2, 1973.

其委托—代理问题将集中表现为两个方面：一方面是对医疗服务提供者的合理激励，以促进相关代理者提供医疗服务的质量与效率；另一方面则是对医疗服务提供者的监督规范，以避免信息不对称等问题而导致代理者违背委托者的利益。①

在具体的医疗实践中，为了实现上述的委托—代理任务过程，存在着多样的机制。就中国的情境来看，新中国成立初期所建立的医疗卫生制度植根于当时的社会经济状况。其中，国家行政机制在医疗服务供给方面发挥着主导作用。② 具体表现在：第一，在医疗机构层面，医院组织以公有制为基础，并作为国家再分配体制的"预算单位"而存在，其财权和事权则根据政府行政安排来协调配置；第二，在具体医疗资源配置方面，医药物品供给的价格和医院运行的成本等同样主要依据政府经济计划来决定，由国家财政集中统筹；第三，对作为医疗服务直接提供者的医生而言，公立医疗单位将统一负责其劳动报酬、职业发展、社会保障等内容，从而使得医生的诊疗服务劳动过程并不直接地与个人经济报酬相挂钩。③ 总之，上述的国家行政机制将医疗机构与医生有计划地安排到国家整体的社会经济建设进程之中，为新中国成立初期的社会医疗事业发展和卫生体系建设奠定了重要基础。④

20 世纪 80 年代以来，随着中国经济社会的转型发展，医疗卫生事业的改革探索也逐步提上议程。在这一历史时期，国务院、财政部、卫生部等部门发布了一系列相关的政策性文件，如 1981 年《医院经济管理暂行办法》、1985 年《医疗卫生事业单位工作人员工资制度改革实施方

---

① Holmstrom, B. and Milgrom, P., "Multi-task Principal-agent Analyses, Incentive Contracts, Asset Ownership and Job Design." *Journal of Law, Economics and Organization*, Vol. 7, No. 1, 1991.
② 路风：《单位：一种特殊的社会组织形式》，《中国社会科学》1989 年第 1 期，第 71-88 页。
③ 华尔德：《共产党社会的新传统主义：中国工业中的工作环境和权力结构》，牛津大学出版社，1996 年；顾昕：《行政型市场化与中国公立医院的改革》，《公共行政评论》2011 年第 3 期，第 15-31 页。
④ 费太安：《健康中国 百年求索——党领导下的我国医疗卫生事业发展历程及经验》，《管理世界》2021 年第 11 期，第 26-40 页。

案》、1994 年《国务院关于进一步加强药品管理工作的紧急通知》等。这些改革探索带来的最为明显的变化，即市场机制直接进入了医疗服务领域之中，而国家行政机制所发挥的作用一度受到影响。具体而言：首先，在医疗机构层面，国家逐步退出对医院的直接管理，在扩大医院自主权的同时，也允许各类医院经营创收，从而使得医疗机构之间可以形成基于市场绩效的竞争关系；[①] 其次，在具体医疗资源配置方面，医药价格在很大程度上不再受政府的统筹规划，从而可能形成大幅的市场波动，并且，公费医疗的报销比重也相对减少，而患者等就医需求方的费用承担比重则显著增加；[②] 最后，对医生群体来说，医疗市场机制的引入也松动了单位组织对医生的稳定雇佣关系，医生的收入不再只由单位统一预算的固定工资构成，其在一定程度上被允许通过市场经营执业以为组织和个人增加收入，同时，医生之间也存在一定的绩效考核和市场竞争关系，根据诊疗效果、科研能力，以及创收能力等方面的不同，医生的职称级别和收入状况将存在明显差异。[③]

尽管医疗市场化改革可能为医疗卫生事业的发展提供一定的物质激励，但实践表明，单一的市场机制直接进入医疗等公共服务领域仍将产生诸多新的社会问题。例如，医疗市场化改革以来出现的"看病难、看病贵"问题即为其中的典型。已有相关研究指出，由于医院成为"自负盈亏"的会计单位且患者成为负担诊疗费用的重要主体，在单一的市场机制条件下，医疗服务提供者可能会选择通过"过度诊疗""以药养医"等策略以增加自身收入的激励机制，进而可能导致医德医风的流失和医

---

① 陈钊、刘晓峰、汪汇：《服务价格市场化：中国医疗卫生体制改革的未尽之路》，《管理世界》2008 年第 8 期，第 52–58 页。

② 封进、余央央：《医疗卫生体制改革：市场化、激励机制与政府的作用》，《世界经济文汇》2008 年第 1 期，第 1–13 页。

③ 姚泽麟：《近代以来中国医生职业与国家关系的演变——一种职业社会学的解释》，《社会学研究》2015 年第 3 期，第 46–68 页。

疗卫生事业公益性的损失。[①] 但值得注意的是，上述对医疗服务委托—代理市场机制的反思多是在制度和组织层面展开，对医疗服务供给者内部的多重委托—代理关系，尤其对作为服务直接提供者的医生群体的关注仍相对有限。

### （二）医疗服务市场机制对医生群体的"激励"效应及其反思

那么，医疗服务委托—代理过程中的市场机制究竟对医生群体产生了怎样的影响？不乏乐观的研究以激励理论为出发点，强调市场机制的引入将对医生群体形成明显的激励效应。具体而言，该理论认为，委托方给予医生的经济报酬本质上是对医生劳动投入的一种激励，其激励的方式决定了医生的诊疗行为、工作模式，以及医疗服务的成本与产出，而市场机制则可以把医生的投入与相应的回报直接而准确地联系起来，从而在保障医生群体利益的同时，实现医疗资源的合理配置。[②]

在经验研究层面，国内相关研究主要探索了医疗市场化条件下不同激励模式对医生行为的具体作用。其中，薪酬支付方式与绩效考核方式是分析特定激励模式的两大方面。首先，薪酬支付方式等物质性激励无疑是影响医生诊疗行为的重要因素，如顾昕和郭科就将工资制度分为固定工资制、绩效工资制和租金制三类，并论证了具有强激励特性的后两者才能有效促进医生在经济性任务上的边际产出增加。[③] 其次，绩效考

---

① 刘学、史录文：《医疗费用上涨与医德医风下降：组织架构变革角度的解释》，《管理世界》2005 年第 10 期，第 41-49 页；孙慧竹、于润吉：《"以药养医"和"以械养医"应向"以技养医"转变》，《中国卫生经济》2010 年第 3 期，第 9-10 页。

② Fuchs, V. R., "The Supply of Surgeons and the Demand for Operations." *The Journal of Human Resources*, Vol. 13, 1978; Pauly, M. V., *Doctors and Their Workshops: Economic Models of Physician Behavior*, Chicago: University of Chicago Press, 1980.

③ 顾昕、郭科：《收入分成制度与医生兼差的激励机制：多任务委托代理理论的视角》，《中国卫生经济》2016 年第 35 期，第 5-9 页。

核方式则同样可能影响特定激励模式的实际效果，如鄂琼与陈英耀就指出，在医院市场化改革过程中，对医生和医院建立起统一的、可操作的、可比较性强的绩效管理体系才有利于更好地兼顾医疗供给单位的各项目标；[①] 而刘宁等人的研究则认为，医生的绩效评估不应局限于单纯的临床技能，而涉及医生的诊疗沟通实践过程，甚至人文素养等多个方面，因而其绩效考核制度也需要多元主体参与设定。[②]

基于激励理论的研究在一定程度上揭示了市场机制可能促进医疗供给增加的原因，即市场机制从正向物质收入激励、工作绩效竞争考核、长期职业晋升发展等维度对医生群体形成反馈，从而影响医生的工作投入和诊疗实践。[③] 然而，这些研究的局限在于，其主要关注物质激励是如何影响医生的具体行为的，而较为忽视对医生群体工作过程中的内在感受加以考量。事实上，上述激励理论未曾预料到的是，在医疗市场化改革的背景下，尽管医生的客观收入水平有所上升，但主观收入满意度却并未增加，[④] 同时，一些医生群体还存在着过度劳动现象，[⑤] 以及职业倦怠和离职意愿增强等问题。[⑥] 因而，简单地假定市场机制的"激励"效应，尤其只局限于物质激励的理论取向，往往对医生群体所面临的内在问题难以形成深入理解。

---

① 鄂琼、陈英耀：《我国公立医院绩效评价的现状与问题》，《中国卫生事业管理》2007 年第 5 期，第 292-294 页。
② 刘宁、包国宪、柴国荣：《基于考核主体、竞争模式与信息披露方式的医生绩效评估策略研究》，《系统工程理论与实践》2022 年第 10 期，第 1-15 页。
③ Pan, J., Qin, X., Li, Q., Messina, J., and Delamater, P., "Does Hospital Competition Improve Health Care Delivery in China?" *China Economic Review*, Vol. 33, 2015.
④ 董香书、Proochista Ariana：《为何农村医生工作不满意？——工作收入、医患关系和工作满意度的实证研究》，《管理世界》2012 年第 11 期，第 77-88 页。
⑤ 许兰萍：《医院的市场化管理、临床决策与医学人文》，《医学与哲学》2013 年第 9 期，第 10-13 页。
⑥ 赵玉芳、张庆林：《医生职业倦怠研究》，《心理科学》2004 年第 5 期，第 1137-1138 页。

（三）从"激励"到"压力"：医疗服务市场机制影响医生群体的另一可能路径

相较于激励理论，经典的政治经济学理论对公共服务的市场化问题有着更多反思。例如，马克思在诊断资本主义现代性问题之时，就注意到了公共医疗的商品化将产生以下两方面后果。其一，医生与医院组织的关系被异化为经济上的雇佣关系，即"资产阶级抹去了一切素被尊崇景仰的职业的庄严光彩。它使医生、律师、牧师、诗人和学者变成了受它雇用的仆役"。① 其二，医生与患者及外部社会的关系则沦为冰冷的金钱交换关系，即"市侩庸医……世界在你们看来不过是一堆骸骨"。② 无独有偶，波兰尼亦在反思经济自由主义的基础上，揭示了社会关系对经济关系"嵌入性"的特征，并强调了医疗服务等公共事业的市场化可能对社会整体的再生产积累诸多风险。③ 毫无疑问，这些经典理论对市场机制的探讨跳脱出了单一的激励理论假定，为我们分析医疗市场化影响医生群体的复杂路径提供了有益启发。

与此同时，越来越多的社会心理学研究学者从更为微观的层面，进一步讨论了强度竞争状态下的工作者压力问题。其研究表明：首先，作为人们在完成特定任务时所感受到的紧张与威胁，压力可以来源于多种具体的渠道，如工作过程中的角色负荷与角色冲突、个人生活中的经济短缺、交往环境中的人际关系紧张等。④ 其次，压力对工作者存在更为复杂的影响，如在工作业绩方面，与激励效应所不同，压力强度和业绩

---

① 马克思、恩格斯：《马克思恩格斯全集（第1卷）》，北京：人民出版社，1995年。
② 马克思、恩格斯：《马克思恩格斯全集（第4卷）》，北京：人民出版社，1995年。
③ 波兰尼：《大转型》，冯钢、刘阳译，杭州：浙江人民出版社，2007年。
④ Ross, C. E. and Huber, J., "Hardship and Depression." *Journal of Health and Social Behavior*, Vol. 26, No. 4, 1985; Augusta, C. Y., Sandra H. and William, P. G., "An Investigation of Relationships Between Communication Style and Leader-member." *Journal of Communication Management*, Vol. 6, No. 3, 2002.

表现存在倒 U 型关系,即只有适度的压力才有助于工作目标的达成,而在工作者的主观满意度与身心健康方面,压力的增长则通常伴随其满意度和身心健康水平的下降。[1]

在当前中国社会转型的情境下,已有学者借助压力理论来分析转型体制自身的委托—代理过程,即所谓"压力型体制"理论。具体而言,压力型体制是指一级政治组织(县、乡)为完成各项指标而采取的数量化分工方式和物质化评价体系。[2] 在实际运作中,其表现为各种在组织间及组织内传递压力的制度形式,如数量化的任务分解机制、物质化的多层次评价体系、政策执行监控机制等,从而使压力本身成为一种"独立存在的自变量"。其中的压力传导模式具有与纯粹行政动员或市场激励模式所不同的特点:一方面,在资源配置上,压力机制并不依赖于丰裕的资源储备和明确的分配方式,而是通过绩效考核与竞争淘汰来驱动政策执行;另一方面,在行动逻辑上,压力机制又默认了参与者的独立利益,并允许其进行"讨价还价"。[3] 近年来,"压力型体制"理论还逐渐把任务压力、经济压力、绩效压力等各种压力来源纳入分析框架,并用于对中国政府的财政改革及制度创新等议题加以研究,[4] 但遗憾的是,仍较少有研究将类似的线索引入转型条件下的医疗等公共事业部门展开分析。

---

[1] Lyne, K. D., Barrett, P. T., Williams, C. and Coaley, K., "A Psychometric Evaluation of the Occupational Stress Indicator." *Journal of Occupational and Organizational Psychology*, Vol. 73, 2000.

[2] 杨雪冬:《压力型体制:一个概念的简明史》,《社会科学》2012 年第 11 期,第 4-12 页。

[3] 黄冬娅:《压力传递与政策执行波动——以 A 省 X 产业政策执行为例》,《政治学研究》2020 年第 6 期,第 104-116 页。

[4] 谢贞发、严瑾、李培:《中国式"压力型"财政激励的财源增长效应——基于取消农业税改革的实证研究》,《管理世界》2017 年第 12 期,第 46-60 页;赵全军、孙锐:《压力型体制与地方政府创新——"人才争夺战"现象的行政学分析》,《社会科学战线》2022 年第 8 期,第 183-190 页。

（四）研究假设的提出

通过以上的文献回顾，我们同样主张超越激励理论的单一假定，并将"压力"的维度引入到医生的日常劳动过程分析之中，以探讨医生群体究竟是如何评价医疗市场化对其自身的收入与地位所产生的影响。具体而言，我们以医生群体的"日常工作—诊疗实践"为切入点，区分了组织内部与组织外部两方面的"激励—压力"结构。前者从医生与医院组织的关系出发，指的是医生群体所处的医院组织等工作处境，涉及医生工作过程与职业生涯中的工作回报、绩效考核、权益保障、晋升成长四个维度的内容。而后者则主要从医生与患者的关系出发，涉及医生日常执业实践中与患者的互动情景（具体分析框架如图 3.1 所示）。

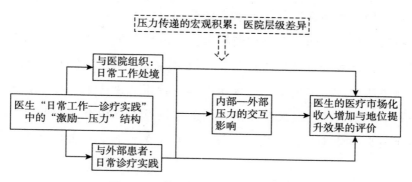

**图 3.1　"激励—压力"的分析框架**

结合以往的相关研究，我们认为，医疗委托—代理过程中的市场机制对医生群体的"激励—压力"影响路径具有不对称性，即感受到更多激励者和负担更多压力者的可能并不是同一类医生群体。就医生与医院组织这一方面而言，医生群体内部可能根据其所处的结构位置不同而形成分化，从而导致其对于市场化改革的评价也将有所不同。据此提出：

假设 1：在日常工作处境中，对于在工作回报、绩效考核、权益保障、晋升成长等方面感受到更多压力而非激励的医生，则越不认为医疗市场化能为其带来收入增加与地位提升效果。

而在医生与患者的关系方面，已有文献指出，医疗的市场化改变了医患关系的性质，进而使得医生的福祉受到损失，尤其动摇了医生的职业权威形象，并损害了医患信任共同体的建立。[①] 我们进一步认为，宏观的医疗市场化改革对医生群体的影响有赖于如下一种中间传导路径，即医生在日常诊疗实践中频繁接触到了更具"消费者"心态而非"求助者"心态的患者，并感受到其不合理的诊疗期待与要求，进而感到市场化通过改变患者角色与期待来增加其所面对的工作生活压力。故此提出：

　　假设2：在日常诊疗实践中，医生遭遇"患者认为花了钱就能看好病"的情况越多，则越不认为医疗市场化能为其带来收入增加与地位提升效果。

此外，在以上两个研究假设的基础上，我们还认为，医生群体所面对的内部与外部"激励—压力"传导效果对其对医疗市场化改革的评价存在交互效应，因而提出：

　　假设3：对于在日常工作处境中感受到更多压力而非激励的医生，一旦其在日常诊疗实践中遭遇更多"患者认为花了钱就能看好病"的情况，那么其对于医疗市场化能形成收入增加与地位提升效果的认可程度将显著低于其他情况下的医生。

---

① Cockerham, W. C., *Medical Sociology*, *Thirteenth edition*, NY: Routledge, 2016；潘新丽：《"共同体"的分离与重建：当代医患关系的医学哲学思考》，《华中科技大学学报》（社会科学版）2015年第2期，第109-113页。

最后，从我们的分析框架出发还可以推论，上述医疗市场化改革背景下的压力传递模式在宏观上还存在逐级累积的效果。如近期就有部分研究指出，越是乡村地区的普通基层医院，其医生所面对的压力就越大，而受制于工作平台所限，其拥有的晋升成长激励空间则明显更少。① 据此提出：

假设4：不同"激励—压力"结构下医生群体对医疗市场化的评价还因为医院组织层级差异而不同。相比于三甲医院，非三甲医院中内部—外部压力感受越明显的医生，其对医疗市场化带来收入增加与地位提升效果的认可程度显著低于其他情况下的医生。

## 二 医生群体的境况与感受

### （一）数据收集与变量构建

基于"中国医师调查"的问卷调查，我们对于研究因变量、自变量、控制变量进行了如下对应的测量。

1. 因变量："收入增加"与"地位提升"

研究的因变量即医生对医疗市场化改革的评价，主要包括对医疗市场化改革能否提升自身收入与社会地位两个方面的评估。类似的由医生自我评估收入与工作满意度的测量可参考董香书与 Proochista 的研究，② 这样的做法更有助于从医生自身的角度出发对收入等相关因素进行评判。

具体而言，问卷的测量问题表述为"医疗事业的市场化为我带来更

---

① 段焕斌、陈耀平、刘立红：《浅谈加强乡村医生队伍建设的措施》，《中国农村卫生》2022年第7期，第42-43页；刘倩、李志远、宋若萌、黄琳晏、吴华章：《我国乡村医生薪酬现状研究》，《卫生软科学》2022年第6期，第3-8页。

② 董香书、Proochista Ariana：《为何农村医生工作不满意？——工作收入、医患关系和工作满意度的实证研究》，《管理世界》2012年第11期，第77-88页。

高的收入"与"医疗事业的市场化提高了我的社会地位"，二者皆由"完全不同意"到"完全同意"五级李克特量表测量，并分别操作化为"收入增加"与"地位提升"两个连续变量。

2. 自变量：来自工作处境与诊疗经历的压力

研究的自变量包括"工作处境压力"与"诊疗经历压力"两个方面，分别刻画了医生群体日常劳动过程中所面临的内部与外部"激励—压力"状况。

具体而言，在"工作处境压力"方面，研究借鉴了相关的"压力型体制"的特征[①]及"职业压力"量表等文献，[②] 从工作回报、绩效考核、权益保障、晋升成长四个维度来衡量医生日常工作中所面临的"激励—压力"状况，每个维度对应测量问题表述参见表 3.1，对每个问题皆通过"完全不符合"到"完全符合"五级李克特量表来测度。同时，鉴于测量问题形成了高维度的数据结构，研究还借助了潜在类别分析（latent class analysis）的方法对其进行降维聚类处理。[③] 使用这一方法的好处在于：第一，能够将复杂多维度的"激励—压力"结构变量压缩为单一的分类变量，从而便于进行模型识别和回归分析；第二，能够揭示医生群体在工作处境中所面对的"激励—压力"状况的不对称性，从而反映市场机制对医生群体的复杂影响。下文的聚类结果将说明，医生样本可以被识别出截然不同的两类结构性群体，并用一个虚拟变量进行刻画，取值 1 代表一类有着明显的工作处境压力和更少的激励的医生群体，而取值 0 则表示另一类明显有着更少工作处境压力和享有更多激励的医生群体。

---

① 杨雪冬：《压力型体制：一个概念的简明史》，《社会科学》2012 年第 11 期，第 4–12 页。

② 施跃健、王玲凤：《医生职业压力与心理健康状况关系》，《中国公共卫生》2007 年第 5 期，第 529–531 页。

③ Collins, L. M. and Stephanie, T. L., *Latent Class and Latent Transition Analysis: With Applications in the Social, Behavioral, and Health Sciences*, Hoboken, NJ: Wiley, 2010.

表 3.1　基于医生日常工作处境进行潜在类别分析所涉及的测量维度

| "激励—压力"状况维度 | 测量问题表述及指标代号 |
|---|---|
| 工作回报 | 我为工作付出太多，无暇顾及家人、生活（Overwork） |
| | 我感到收入过低，与付出不匹配（Low_salary） |
| 绩效考核 | 我感到科研、发论文压力大（Research_stress） |
| | 我感到业绩考核任务重（Performance_stress） |
| 权益保障 | 我感到医护人员合法权利难以保障（Precarious_work） |
| | 很少能够参与组织制度的制定（Little_participation） |
| 晋升成长 | 科室之间合作密切、机制通畅（Effective_cooperation） |
| | 有充分的培训、成长机会（Promotion_incentives） |

同时，在"诊疗经历压力"方面，已有研究表明，医疗事业的市场化可能通过影响患者与医生的角色关系，使得二者从"求助—照料"关系转变为消费"购买—服务"提供关系，进而增加了对医生群体的压力。[①] 于是，研究构建了一个虚拟变量对此进行测量，其对应问题为"患者觉得花了钱就能治好他的病"，取值 1 表示医生认为其经常或几乎总是遇到此类情况，意味着其在诊疗实践经历中面临更高程度的压力。

3. 控制变量

研究的控制变量涉及以下两个方面：一是医生个人层次相关的基本信息，包括医生的教育程度（分为大专及以下、本科、硕士及以上三个类型）、收入（分为月收入 7500 元以下、7500~20000 元，以及 20000 元及以上三个类型）、职称（分为初级、中级、高级三个类型），以及年龄（连续变量）、性别（虚拟变量，1 代表男性）、婚姻状况（分为未婚、已婚、其他婚姻状况三个类型）等社会人口学变量；二是医院及区域层面的相关信息，包括医院的层级（是否三甲医院，1 代表非三甲医院）、医院的产权性质（是否公立医院，1 代表公立），以及医院所处的地区

① 罗婧：《社会代偿的失灵：医疗转型中的道义悖论》，《学术月刊》2023 年第 10 期，第 125–136 页。

（分为东部、中部、西部、东北四个类型）。

（二）分析策略

研究的分析策略分为三个步骤。首先是描述性统计，主要包括对医生工作处境聚类结果的呈现，以及相关变量的基本信息和分布状况。

其次是回归分析。该部分又包括两个方面，第一是对医疗市场化的收入增加效果和地位提升效果分别进行线性回归估计。如式（1）所示，其中 $Y_i$ 代表医疗市场化的收入增加效果或地位提升效果，具体的回归过程采用嵌套回归策略，并着重关注其交互项的系数 $\beta_3$。

$$Y_i = \beta_1(\text{工作处境压力}) + \beta_2(\text{诊疗经历压力}) +$$
$$\beta_3(\text{工作处境压力} * \text{诊疗经历压力}) + \alpha_i + \varepsilon_i \qquad (1)$$

之后则是对压力的层级传递效果进行刻画，具体做法是根据“工作处境压力”“诊疗经历压力”“是否三甲医院”三个虚拟变量构建出六类不同的医生群体，并比较其不同群体对市场化的收入增加和地位提升的评价。具体如式（2）所示，回归分析将重点考察不同医生类型虚拟变量的系数与显著性的差别。

$$Y_i = \sum_1^j \beta_j(\text{医生类型虚拟变量}_j) + \alpha_i + \varepsilon_i \qquad (2)$$

最后是稳健性分析，即结合研究的整体分析逻辑推论，检验医生的“工作处境压力”与“诊疗经历压力”是否可能进一步影响其对于医患关系的认知与判断。该部分模型的因变量是一组关于医患关系认知的测量问题，[①] 其回归结果也可以进一步检验分析框架的稳健性。

---

① 具体有三个测量问题：①我对“医疗事业的市场化使得医患关系变差”说法的态度，回答包括从“完全不同意”到“完全同意”五级李克特量表。②我对医患关系的总体评价，回答包括“非常紧张”到“非常和谐”五级李克特量表。③我对五年内医患关系改善的预期，回答包括“非常不乐观”到“非常乐观”五级李克特量表。

## 三 医生群体的结构及其对于医疗市场化的评价

### （一）医生群体的基本特征与结构

#### 1. 潜类分析结果

根据医生日常工作处境所面对的激励—压力状况展开潜类别分析，表3.2呈现了所拟合的三种潜在类别模型。尽管分为三类的模型（3-Cluster）的BIC值更低（234945.558），但其所拟合模型的预测误差状况却更高（0.068）。考虑到理论模型的简洁性，我们最终选择分为两类的模型（2-Cluster）来对既有数据进行拟合。

表 3.2 三种潜在类别模型参数比较

| 模型 | 类属 | BIC 值（LL） | Npar | $L^2$ | df | p-value | 预测误差 |
|---|---|---|---|---|---|---|---|
| 模型 1 | 类型 1 | 260481.855 | 32 | 70128.526 | 12148 | 2.5e-7969 | 0.000 |
| 模型 2 | 类型 2 | 241874.424 | 41 | 51436.427 | 12139 | 9.6e-4731 | 0.067 |
| 模型 3 | 类型 3 | 234945.558 | 50 | 44422.893 | 12130 | 1.2e-3596 | 0.068 |

图3.2进一步呈现了两个潜在类别在不同指标上的条件概率情况。可以发现，类型1（Cluster1）在工作回报、绩效考核、权益保障这三方面压力指标上的条件概率得分明显更高，而在晋升成长激励方面的条件概率得分则相对更低，而类型2（Cluster2）的情况与之恰好相反。结合此聚类结果，我们生成了"工作处境压力"这一虚拟变量，其中取值1代表该医生群体在日常工作中面临更多的组织压力和更少的激励状况。表3.3提供了潜在类别分析的具体细节参数。

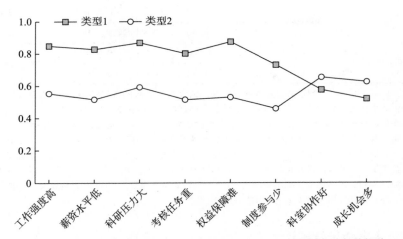

图 3.2 医生日常工作处境的"激励—压力"状况二聚类结果条件概率

表 3.3 聚类归属概率情况

| 指标 | 类属 | 值=1 | 值=2 | 值=3 | 值=4 | 值=5 | Wald | p-value |
|------|------|------|------|------|------|------|------|---------|
| 工作强度高 | 类型1 | 0.036 | 0.036 | 0.181 | 0.597 | 0.908 | 2125.200 | 5.7e-464 |
| | 类型2 | 0.964 | 0.964 | 0.819 | 0.403 | 0.092 | | |
| 薪资水平低 | 类型1 | 0.055 | 0.062 | 0.215 | 0.642 | 0.937 | 2124.240 | 9.2e-464 |
| | 类型2 | 0.945 | 0.938 | 0.786 | 0.358 | 0.063 | | |
| 科研压力大 | 类型1 | 0.069 | 0.106 | 0.180 | 0.502 | 0.847 | 1827.581 | 2.6e-399 |
| | 类型2 | 0.931 | 0.894 | 0.820 | 0.498 | 0.153 | | |
| 考核任务重 | 类型1 | 0.020 | 0.047 | 0.230 | 0.679 | 0.957 | 2073.447 | 1.0e-452 |
| | 类型2 | 0.980 | 0.954 | 0.770 | 0.321 | 0.043 | | |
| 权益保障难 | 类型1 | 0.003 | 0.026 | 0.140 | 0.575 | 0.929 | 1978.728 | 3.8e-432 |
| | 类型2 | 0.997 | 0.974 | 0.860 | 0.425 | 0.071 | | |
| 制度参与少 | 类型1 | 0.137 | 0.194 | 0.363 | 0.689 | 0.926 | 1803.793 | 3.8e-394 |
| | 类型2 | 0.863 | 0.806 | 0.637 | 0.311 | 0.074 | | |
| 科室协作好 | 类型1 | 0.719 | 0.746 | 0.564 | 0.448 | 0.3845 | 332.186 | 3.2e-74 |
| | 类型2 | 0.281 | 0.254 | 0.436 | 0.552 | 0.615 | | |

| 指标 | 类属 | 值 = 1 | 值 = 2 | 值 = 3 | 值 = 4 | 值 = 5 | Wald | p-value |
|------|------|--------|--------|--------|--------|--------|------|---------|
| 成长机会多 | 类型 1 | 0.809 | 0.724 | 0.538 | 0.418 | 0.376 | 489.708 | 1.6e-108 |
|  | 类型 2 | 0.191 | 0.276 | 0.462 | 0.582 | 0.625 |  |  |

注：（1）"指标"一列指的是外显测量指标，包含 8 个指标；"类属"指的是所聚成的潜在类别，包含 2 个潜类；列"值 = 1"至列"值 = 5"指的是每个外显测量指标对应的五个取值；Wald 一列指的是对各外显测量指标在不同潜类上的差异检验参数；p-value 指的是检验的 p 值结果。（2）从归属概率上看，各个外显指标在两个潜类上的分布呈现出明显不同。对于指标"工作强度高、薪资水平低、科研压力大、考核任务重、权益保障难、制度参与少"而言，随着其取值水平的增加，其归属于类型 1 的概率则越高；相反地，对于指标"科室协作好、成长机会多"而言，随着其取值水平的增加，其归属于类型 2 的概率则越高。（3）从检验结果来看，Wald 卡方检验及其 p 值结果表明，各个外显指标在两个潜类上的差异存在显著性。

2. 变量描述性统计

表 3.4 报告了变量的描述性统计信息。首先，从因变量上看，对于五分类问题"医疗事业的市场化为我带来更高的收入"与"医疗事业的市场化提高了我的社会地位"而言，样本的均值分别为 2.723 与 2.607，可见有相当一部分医生群体并不同意市场化改革能够带来其收入增加与地位提升。

其次，在自变量方面，就"工作处境压力"而言，有 6350 名医生在日常工作处境中感到压力多于激励（约占样本的 52.2%），而仅有 5825 名医生感到激励明显强于压力（约占样本的 47.8%）。同时，就"诊疗经历压力"而言，有 6910 名医生表述自己在诊疗实践中经常或总是遇到"患者认为花了钱就能治好他的病"的状况（约占样本的 56.8%），而较少遇到此类状况的医生仅有 5625 名（约占样本的 46.2%）。上述情况反映了，在当前，有超过半数的医生在日常劳动过程中面临较为严重的"内部—外部"压力状况。

最后，表格还展现了其他控制变量的信息。从医生的社会经济状况等变量来看，大部分医生受到过本科（52.3%）或者硕士及以上（41.2%）的教育，但平均月收入少于 7500 元（52.1%）和在 7500~20000 元之间（42.9%）的医生占样本的绝大多数，同时，初级、中级、高级职称医生分别约占样本的 1/3。而在医生的社会人口学特征方面，样本医生群体平均年龄为 39.38 岁，有 60.4% 的医生为男性，81.2% 医生的婚姻状况为已婚。此外，就医院和区域层面的变量而言，样本中非三甲医院占比 34.4%，公立医院占比 95.4%，东部地区占比 55.6%。

表 3.4　变量描述性统计情况（N＝12175）

| 变量 | 平均值 | 标准差 |
| --- | --- | --- |
| 收入增加 | 2.723 | 0.899 |
| 地位提升 | 2.607 | 0.901 |
| 工作处境压力 | 0.522 | 0.500 |
| 诊疗经历压力 | 0.568 | 0.495 |
| 大专及以下教育 | 0.065 | 0.247 |
| 本科教育 | 0.523 | 0.499 |
| 硕士及以上教育 | 0.412 | 0.492 |
| 收入在 7500 元以下 | 0.521 | 0.500 |
| 收入在 7500~20000 元 | 0.429 | 0.495 |
| 收入在 20000 元及以上 | 0.049 | 0.217 |
| 初级职称 | 0.327 | 0.469 |
| 中级职称 | 0.377 | 0.485 |
| 高级职称 | 0.297 | 0.457 |
| 年龄 | 39.38 | 8.445 |
| 男性 | 0.604 | 0.489 |
| 未婚 | 0.165 | 0.371 |
| 已婚 | 0.812 | 0.391 |
| 其他婚姻状况 | 0.023 | 0.149 |
| 非三甲医院 | 0.344 | 0.475 |
| 公立医院 | 0.954 | 0.209 |
| 东部地区 | 0.556 | 0.497 |
| 中部地区 | 0.107 | 0.309 |
| 西部地区 | 0.189 | 0.392 |
| 东北地区 | 0.147 | 0.354 |

**3. 分组描述性统计**

在构建回归模型之前，我们还根据核心自变量，即医生所面临的内部压力（工作处境压力）和外部压力（诊疗实践压力），将样本区分为四组：①高度激励低度压力组；②仅工作处境压力组；③仅诊疗实践压力组；④"内部—外部"双重压力组，并对四组样本进行分组描述性分析，从而形成关于医生的群体画像并揭示其内在的异质性。

表3.5报告了分组描述的结果，有如下五方面的基本趋势。第一，在对医疗市场化所带来的收入增加与地位提升效果的评价方面，高度激励低度压力组医生的均值分为最高，而随着其所面对的压力增加，评价均值分下降，"内部—外部"双重压力组医生的均值分为最低。第二，在教育背景方面，高度激励低度压力组中有相对更多本科或大专及以下教育背景者，而有硕士及以上教育背景的医生则较多分布在仅工作处境压力组和"内部—外部"双重压力组，这在一定程度上说明，受教育水平越高的医生，其在日常工作中感到的压力也越大。第三，在收入和职称方面，高度激励低度压力组中也更多包括了收入和职称水平较低的医生。第四，在社会人口特征方面，相较于高度激励低度压力组的医生，仅工作处境压力组、仅诊疗实践压力组，以及"内部—外部"双重压力组的医生平均年龄较高、处于在婚状况者也较多。第五，在所处的医院特征方面，四组医生样本在公立医院、三甲医院的分布情况差别不大。

**表3.5 分组描述性统计情况**

| | 高度激励低度<br>压力组 | 仅工作处境<br>压力组 | 仅诊疗实践<br>压力组 | "内部—外部"双重<br>压力组 |
|---|---|---|---|---|
| 收入增加 | 2.768<br>(0.804) | 2.744<br>(0.904) | 2.744<br>(0.836) | 2.670<br>(0.992) |
| 地位提升 | 2.754<br>(0.796) | 2.652<br>(0.903) | 2.663<br>(0.831) | 2.447<br>(0.984) |
| 大专及以下教育 | 0.101<br>(0.302) | 0.053<br>(0.223) | 0.072<br>(0.258) | 0.039<br>(0.194) |

续表

| | 高度激励低度压力组 | 仅工作处境压力组 | 仅诊疗实践压力组 | "内部—外部"双重压力组 |
|---|---|---|---|---|
| 本科教育 | 0.552<br>(0.497) | 0.506<br>(0.500) | 0.538<br>(0.499) | 0.501<br>(0.500) |
| 硕士及以上教育 | 0.347<br>(0.476) | 0.441<br>(0.497) | 0.390<br>(0.488) | 0.460<br>(0.498) |
| 收入在7500元以下 | 0.608<br>(0.488) | 0.491<br>(0.500) | 0.519<br>(0.500) | 0.470<br>(0.499) |
| 收入在7500~2000元 | 0.351<br>(0.477) | 0.457<br>(0.498) | 0.424<br>(0.494) | 0.480<br>(0.500) |
| 收入在2000元及以上 | 0.041<br>(0.198) | 0.052<br>(0.221) | 0.057<br>(0.232) | 0.050<br>(0.219) |
| 初级职称 | 0.436<br>(0.496) | 0.279<br>(0.449) | 0.376<br>(0.485) | 0.238<br>(0.426) |
| 中级职称 | 0.327<br>(0.469) | 0.398<br>(0.490) | 0.350<br>(0.477) | 0.420<br>(0.494) |
| 高级职称 | 0.237<br>(0.425) | 0.323<br>(0.468) | 0.274<br>(0.446) | 0.342<br>(0.475) |
| 年龄 | 38.16<br>(8.829) | 39.96<br>(8.072) | 38.93<br>(8.768) | 40.31<br>(7.980) |
| 男性 | 0.655<br>(0.475) | 0.582<br>(0.493) | 0.661<br>(0.473) | 0.543<br>(0.498) |
| 已婚 | 0.761<br>(0.427) | 0.857<br>(0.351) | 0.791<br>(0.407) | 0.843<br>(0.364) |
| 非三甲医院 | 0.355<br>(0.479) | 0.353<br>(0.478) | 0.331<br>(0.471) | 0.338<br>(0.473) |
| 公立医院 | 0.956<br>(0.205) | 0.953<br>(0.211) | 0.953<br>(0.211) | 0.954<br>(0.210) |
| N | 3362 | 1903 | 2463 | 4447 |

## （二）医疗市场化是否为医生带来了收入增加与地位提升？

1. 医疗市场化为医生收入增加与地位提升效果所带来的影响

在前文的分析基础上，表3.6汇总了对医疗市场化带来医生收入增加效果和地位提升效果的回归分析结果。

表 3.6  对医疗市场化带来医生收入增加与地位提升效果的回归分析（N=12175）

| | 模型 1-1 | 模型 1-2 | 模型 1-3 | 模型 2-1 | 模型 2-2 | 模型 2-3 |
|---|---|---|---|---|---|---|
| | 因变量：收入增加 | | | 因变量：地位提升 | | |
| 工作处境压力 | -0.082*** | -0.068*** | -0.040 | -0.199*** | -0.162*** | -0.092*** |
| | (0.016) | (0.017) | (0.025) | (0.016) | (0.017) | (0.025) |
| 诊疗经历压力 | | -0.054** | -0.031 | | -0.143*** | -0.084*** |
| | | (0.017) | (0.022) | | (0.017) | (0.02) |
| 压力交互项 | | | -0.049 | | | -0.122*** |
| | | | (0.033) | | | (0.033) |
| 本科教育 | -0.100** | -0.096** | -0.097** | -0.093** | -0.083* | -0.084* |
| | (0.036) | (0.036) | (0.036) | (0.034) | (0.034) | (0.034) |
| 硕士及以上教育 | -0.144*** | -0.139*** | -0.140*** | -0.175*** | -0.163*** | -0.164*** |
| | (0.039) | (0.039) | (0.039) | (0.038) | (0.038) | (0.038) |
| 收入在 7500~20000 元 | 0.101*** | 0.103*** | 0.102*** | 0.028 | 0.032 | 0.030 |
| | (0.019) | (0.019) | (0.019) | (0.019) | (0.019) | (0.019) |
| 收入在 20000 元及以上 | 0.311*** | 0.313*** | 0.312*** | 0.148*** | 0.152*** | 0.149*** |
| | (0.041) | (0.041) | (0.041) | (0.043) | (0.042) | (0.042) |
| 中级职称 | 0.028 | 0.030 | 0.031 | 0.005 | 0.011 | 0.012 |
| | (0.023) | (0.023) | (0.023) | (0.023) | (0.023) | (0.023) |
| 高级职称 | 0.066* | 0.068* | 0.069* | 0.069* | 0.074* | 0.075* |
| | (0.034) | (0.034) | (0.034) | (0.034) | (0.034) | (0.034) |
| 年龄 | -0.009*** | -0.009*** | -0.009*** | -0.009*** | -0.009*** | -0.009*** |
| | (0.002) | (0.002) | (0.002) | (0.002) | (0.002) | (0.002) |
| 男性 | -0.177*** | -0.177*** | -0.178*** | -0.121*** | -0.123*** | -0.124*** |
| | (0.017) | (0.017) | (0.017) | (0.017) | (0.017) | (0.017) |
| 已婚 | 0.024 | 0.022 | 0.022 | -0.007 | -0.011 | -0.013 |
| | (0.026) | (0.026) | (0.026) | (0.026) | (0.026) | (0.026) |
| 其他婚姻状况 | 0.013 | 0.011 | 0.011 | -0.015 | -0.020 | -0.020 |
| | (0.060) | (0.060) | (0.060) | (0.060) | (0.059) | (0.059) |
| 非三甲医院 | -0.088*** | -0.088*** | -0.088*** | -0.081*** | -0.081*** | -0.081*** |
| | (0.020) | (0.020) | (0.020) | (0.020) | (0.020) | (0.020) |
| 公立医院 | -0.053 | -0.054 | -0.054 | 0.017 | 0.014 | 0.016 |
| | (0.040) | (0.039) | (0.039) | (0.039) | (0.039) | (0.039) |

续表

| | 模型 1-1 | 模型 1-2 | 模型 1-3 | 模型 2-1 | 模型 2-2 | 模型 2-3 |
|---|---|---|---|---|---|---|
| | 因变量：收入增加 | | | 因变量：地位提升 | | |
| 东部 | 0.032 | 0.034 | 0.033 | -0.026 | -0.021 | -0.024 |
| | (0.027) | (0.027) | (0.027) | (0.027) | (0.027) | (0.027) |
| 中部 | 0.007 | 0.011 | 0.011 | -0.095** | -0.083* | -0.085* |
| | (0.034) | (0.034) | (0.034) | (0.034) | (0.034) | (0.034) |
| 西部 | 0.018 | 0.023 | 0.022 | -0.045 | -0.033 | -0.035 |
| | (0.031) | (0.031) | (0.031) | (0.030) | (0.030) | (0.030) |
| 常数项 | 3.286*** | 3.301*** | 3.294*** | 3.257*** | 3.297*** | 3.278*** |
| | (0.079) | (0.079) | (0.079) | (0.080) | (0.079) | (0.079) |
| Adj R-squared | 0.021 | 0.021 | 0.022 | 0.023 | 0.028 | 0.029 |

注：$^*p<0.05$，$^{**}p<0.01$，$^{***}p<0.001$；括号内是稳健标准误。

（1）对收入增加效果的影响。模型 1-1 到 1-3 显示了影响市场化改革带来医生收入增加效果的相关因素。模型 1-1 仅纳入了"工作处境压力"这一自变量以及相关的控制变量，结果表明，对于在日常工作处境中面临更多来自组织内部的压力的医生群体而言，其明显地更不认同医疗市场化改革能够具有增加收入的效果（$\beta = -0.082$，$p<0.001$）。这一结果意味着，在医疗市场化改革的背景下，医院组织也不得不通过各种制度设计以彼此竞争。一旦其中的压力过度传递给某些医生群体之时，此类医生在日常工作中感到更多组织内部自上而下的工作回报、绩效考核、权益保障等各方面压力而非晋升成长激励，这就使得其在工作中形成了更多的劳动和付出，从而导致其认为市场化改革并未显著改善自身收入状况。

模型 1-2 在模型 1-1 的基础上增加了"诊疗经历压力"作为自变量，结果显示，除了"工作处境压力"的负向影响效果仍然保持显著之外，在日常诊疗实践中，医生若频繁地遭遇"患者认为花了钱就能治好他的病"等源自外部的压力事件，则其也更为明显地对医疗市场化改革带来收入增加效果表示不认同（$\beta = -0.068$，$p<0.001$）。这一结果即印

069

证了，在医疗市场化的条件下，患者以消费者的角色和姿态进行就医问诊之时，往往可能给医生带去更多的外部压力，使得医生付出更多体力与脑力劳动，进而降低其对医疗市场化改革的收入增加效果的认同。

模型1-3则在前述模型的基础上又纳入了"工作处境压力"与"诊疗经历压力"二者的交互项作为自变量。从影响系数来看，二者交互项对因变量的回归系数为负，但由于模型存在较高的共线性，其交互效应不具有显著性。这也说明，在医疗市场化改革所带来的收入增加效果方面，医生群体日常工作中的内部—外部压力机制主要是相对独立地起到负向影响。

此外，部分控制变量也起到了一定的影响。第一，医生的教育背景影响显著，即教育水平越高的医生却越不认为医疗市场化改革具有收入增加的效果。第二，医生收入水平的作用则与教育背景的作用方向显著相反。第三，在职称方面，以初级职称为参照组，只有高级职称的医生显著地更为认可医疗市场化具有收入增加效应。第四，在社会人口学变量上，男性医生、年龄越长者更显著地不认可医疗市场化改革增加了其收入。第五，在医院及区域变量上，医院的层次产生了显著的负向影响，即非三甲医院的医生对医疗市场化改革能带来收入增加持明显的否定态度。

（2）对地位提升效果的影响。模型2-1到模型2-3则呈现了影响医疗市场机制带来地位提升效果的相关因素。相似地，模型2-1纳入"工作处境压力"作为自变量和其他控制变量。回归分析结果表明（见表3.6），越是在日常工作处境中感受到压力而非激励的医生，其越发不认可医疗市场化改革能带来自身地位的提升（β=−0.199，p<0.001）。这再度印证了组织内部的压力传递机制，即在市场化的条件下，医生群体所面临的工作回报、绩效考核、权益保障等方面的压力过载，而感到的晋升成长等方面的有效激励不足，则容易认为市场化改革反而降低了其作为专业人士的社会地位。

模型 2-2 在原有模型的基础上增加了"诊疗经历压力"这一自变量。回归分析结果显示，"工作处境压力"变量的作用方向及显著性保持不变，"诊疗经历压力"也呈现出显著的负向效应（β=-0.143，p<0.001）。亦即，在日常诊疗实践中，越是遭遇到秉持消费者的心态的患者，其对医生群体的劳动更可能表露出理所应当之感受而非发自内心的尊重，从而对医生职业的权威形成一定的消解，并形成来自组织外部的工作压力。这自然容易使得医生感到医疗市场化改革反而降低了自身的社会地位。

模型 2-3 则进一步纳入了"工作处境压力"与"诊疗经历压力"的交互项作为自变量，以检验其内部—外部压力机制的交互效应。结果表明，二者的交互项对因变量也存在显著负向影响（β=-0.122，p<0.001）。这即说明，"工作处境压力"削减市场化带来地位提升效果的效应因"诊疗经历压力"的不同而有所变化，对于那些面临更多工作处境压力的医生而言，一旦更为频繁地遭遇来自患者方面的压力，其对于医疗市场化带来地位提升效果的评价将更为显著地降低。

最后，在模型的控制变量上，其作用方向与显著情况与模型 1-1、模型 1-3 部分基本接近。这在一定程度上也印证了测量变量及分析模型的稳健性。综上，研究假设 1 与假设 2 得到验证，而假设 3 中的交互效应仅在涉及市场化带来地位提升这一方面存在显著性。

2. 医疗市场化条件下压力传递的层级累积

以往研究还表明，"压力型"体制中的压力传递还可能存在自上而下逐级累积的特点。[1] 这通常是因为：一方面，组织积累的资源自上而下逐级减少；另一方面，组织需要处理的任务越是靠近基层则越为繁重复杂。借鉴这一压力逐级传递的思路，研究进一步探索了上述压力因素

---

[1] 黄冬娅：《压力传递与政策执行波动——以 A 省 X 产业政策执行为例》，《政治学研究》，2020 年第 6 期，第 104-116 页。

在不同层级医院之间的变化（见表3.7）。

回归结果显示，首先，总体而言，相比于三甲医院的医生，非三甲医院的医生群体对医疗市场化改革带来收入增加与地位提升效果更具负面评价。其次，具体在各层级医院内部，系数变化的基本趋势是，随着工作处境压力及诊疗经历压力的增大，医生对市场改革的收入增加与地位提升效果的负面评价也逐步增强。最后，对于既面临高度的组织内部工作处境压力，又时常在诊疗实践中感受到来自患者的外部压力的非三甲医院医生群体而言，其对于市场化改革带来的收入增加与地位提升效果的评价最为消极。

这些结果也在一定程度上说明，医疗事业的市场化改革所带来的压力传递同样具有自上而下累积的特征，对位于医疗体系末梢的基层医生群体而言，各种内部—外部压力给其工作生活福祉带来的消极影响往往更为严重。

表 3.7　对医疗市场化收入增加和地位提升效果的层级差异回归分析（N = 12175）

| | 模型 3-1 | 模型 3-2 |
|---|---|---|
| | 因变量：收入增加 | 因变量：地位提升 |
| 工作处境压力小_诊疗经历压力小_三甲（参照组） | 0.000<br>（0.000） | 0.000<br>（0.000） |
| 工作处境压力大_诊疗经历压力小_三甲 | -0.041<br>（0.031） | -0.121 ***<br>（0.031） |
| 工作处境压力小_诊疗经历压力大_三甲 | -0.024<br>（0.027） | -0.091 ***<br>（0.027） |
| 工作处境压力大_诊疗经历压力大_三甲 | -0.096 ***<br>（0.025） | -0.291 ***<br>（0.025） |
| 工作处境压力小_诊疗经历压力小_非三甲 | -0.060<br>（0.031） | -0.088 **<br>（0.030） |
| 工作处境压力大_诊疗经历压力小_非三甲 | -0.098 *<br>（0.040） | -0.129 **<br>（0.041） |
| 工作处境压力小_诊疗经历压力大_非三甲 | -0.102 **<br>（0.035） | -0.160 ***<br>（0.035） |

续表

| | 模型 3-1 | 模型 3-2 |
| --- | --- | --- |
| | 因变量：收入增加 | 因变量：地位提升 |
| 工作处境压力大_诊疗经历压力大_非三甲 | -0.224*** <br> (0.032) | -0.404*** <br> (0.032) |
| 本科教育 | -0.094** <br> (0.036) | -0.084* <br> (0.034) |
| 硕士及以上教育 | -0.138*** <br> (0.039) | -0.164*** <br> (0.038) |
| 收入在 7500~20000 元 | 0.102*** <br> (0.019) | 0.030 <br> (0.019) |
| 收入在 20000 元及以上 | 0.313*** <br> (0.041) | 0.151*** <br> (0.042) |
| 中级职称 | 0.031 <br> (0.023) | 0.012 <br> (0.023) |
| 高级职称 | 0.070* <br> (0.034) | 0.075* <br> (0.034) |
| 年龄 | -0.009*** <br> (0.002) | -0.009*** <br> (0.002) |
| 男性 | -0.178*** <br> (0.017) | -0.125*** <br> (0.017) |
| 已婚 | 0.022 <br> (0.026) | -0.012 <br> (0.026) |
| 其他婚姻状况 | 0.009 <br> (0.061) | -0.021 <br> (0.059) |
| 公立医院 | -0.054 <br> (0.039) | 0.016 <br> (0.039) |
| 东部 | 0.032 <br> (0.027) | -0.023 <br> (0.027) |
| 中部 | 0.010 <br> (0.034) | -0.084* <br> (0.034) |
| 西部 | 0.020 <br> (0.031) | -0.036 <br> (0.030) |
| 常数项 | 3.284*** <br> (0.080) | 3.279*** <br> (0.080) |
| Adj R-squared | 0.022 | 0.030 |

注：$*p<0.05$，$**p<0.01$，$***p<0.001$；括号内是稳健标准误。

## （三）医生的压力状况何以影响其对医患关系的认识？

最后，研究还进一步探讨了上述的内部—外部压力将如何影响医生群体对医患关系的认知，以检验分析框架的稳健性（回归结果见表 3.8）。结果同样说明，对于感知到更多工作处境压力或诊疗经历压力的医生群体而言，其更为显著地认同"医疗市场化恶化了医患关系"的观点（β = 0.382，p<0.001；β = 0.357，p<0.001），并且对当下的医患关系（β = -0.491，p<0.001；β = -0.290，p<0.001）甚至未来医患关系的改善（β = -0.603，p<0.001；β = -0.296，p<0.001）都持有更为悲观的判断。

表 3.8　医生工作处境压力与诊疗经历压力影响其医患关系认知的回归分析（N = 12175）

| | 模型 4-1 | 模型 4-2 | 模型 4-3 |
| --- | --- | --- | --- |
| | 因变量：市场化恶化医患关系 | 因变量：当下医患关系 | 因变量：未来医患关系 |
| 工作处境压力 | 0.382*** | -0.491*** | -0.603*** |
| | (0.027) | (0.025) | (0.027) |
| 诊疗经历压力 | 0.357*** | -0.290*** | -0.296*** |
| | (0.024) | (0.022) | (0.024) |
| 压力交互项 | 0.000 | 0.029 | -0.014 |
| | (0.036) | (0.032) | (0.035) |
| 控制变量 | 是 | 是 | 是 |
| 常数项 | 2.662*** | 2.637*** | 2.953*** |
| | (0.086) | (0.080) | (0.084) |
| Adj R-squared | 0.110 | 0.128 | 0.186 |

注：* $p<0.05$，** $p<0.01$，*** $p<0.001$；括号内是稳健标准误。

## 四　激励与压力的双重路径

自 20 世纪 80 年代以来，中国的医疗市场化改革使社会中医疗资源供给的组织和运转模式出现了极大的变化。已有研究广泛讨论了市场机制在公共医疗资源配置等方面的作用，却较少研究从医生群体自身出发来直接分析市场机制对医生群体本身的复杂影响。因而，本章的研究基于"中国医师调查"数据，考察了医生群体是如何评价医疗市场化在收入增加与地位提升方面的效果，以揭示市场机制对医生群体产生影响的激励—压力路径。

研究结果表明，首先，医疗委托—代理过程中的市场机制并未普遍地为医生群体带来收入增加与地位提升等激励，其具体影响效果具有结构上的不对称性，取决于医生所面对的"激励—压力"状况。其次，医疗市场化机制能够通过"工作处境压力"与"诊疗经历压力"这两种内部—外部的压力传导机制来消减其收入增加与地位提升效果。具体来说，一方面，对于那些在医院组织内于工作回报、绩效考核、权益保障，以及晋升成长等工作处境方面感到更多压力而非激励的医生群体而言，其对于市场化能带来收入增加与地位提升效果秉持负面态度；另一方面，对于那些在诊疗实践中频繁遭遇"患者认为花了钱就能治好他的病"等情况的医生群体而言，其同样对市场化能够增加收入与提升地位持负面态度；此外，在市场化带来地位提升问题上，上述的内在—外在机制存在交互效应。最后，医疗市场化改革对医生的压力传递还具有层级累积效果。亦即，相比于三甲医院的医生群体，在非三甲医院中，上述的内在—外在压力机制对市场化改革形成的收入增加与地位提升效果具有更为明显的消解作用。

上述研究具有诸多理论意义。首先，研究揭示了在公共服务供给的过程中，市场机制将通过激励与压力这两种不同的路径对参与者产生诸多复杂影响。以往的研究大多主张，在解决信息不对称和投机主义等问题的基础上，市场机制就能够对委托者和代理者形成有效激励。[①] 但本

---

① 庄俊汉、张亮、吴小龙：《公立医院院长委托代理管理研究》，《中国医院管理》2007年第10期，第26-29页；顾昕、郭科：《收入分成制度与医生兼差的激励机制：多任务委托代理理论的视角》，《中国卫生经济》2016年第9期，第5-9页。

章的研究分析说明，对于医疗卫生等兼具社会效益的公共服务领域而言，以自由竞争及绩效考核为主的市场机制并不总是对参与者呈现出激励效应，反而有可能呈现出压力传递的影响路径。同时，此类"激励—压力"路径存在结构不对称性，即市场机制所带来的收入增加和地位提升等效果仅为部分参与者所承认，而市场机制所产生的各种压力则由另外一部分参与者所承担。相较于以往研究从社会道德、价值观念等外在角度对医疗市场机制的反思，本研究的发现则更进一步从服务提供者的角度对医疗市场机制的内在问题展开了探讨。而在未来的研究中，此类"激励—压力"路径或同样可以运用于分析其他类似的公共服务领域中的委托—代理过程。

其次，我们将医生群体带回了分析的中心，拓展探讨了医生自身对当前医疗市场化改革的认识与评价。相关文献在分析中国医疗卫生领域的市场化改革时，对医疗资源的供给方式、价格机制、需求匹配模式，以及支付报销方式等更为关注，却对医疗服务的"最后一公里"即医生群体的工作状况关注较少。部分研究或是不加区分地把医生和医院都作为同质性的供给者并简单认为市场化对其服务诊疗实践带来了经济激励，或是侧重于从患者的角度出发认为市场化片面强调了经济利益而导致医风医德的滑坡。[1] 与这些研究不同，我们从医生自身的角度来考察评价医疗市场化改革的收入增加和地位提升效果。研究结果表明，当前的市场化改革对部分医生群体存在内部—外部双重压力传导路径：那些在医院组织内对工作回报、绩效考核、权益保障、晋升成长等方面感到明显压力的医生群体，一旦在与患者的诊疗实践中遭遇更多来自患者的挑战和质疑，则其对于市场化改革将秉持更为明显的负面态度。这些研究发

---

[1] 高春亮、毛丰付、余晖：《激励机制、财政负担与中国医疗保障制度演变——基于建国后医疗制度相关文件的解读》，《管理世界》2009 年第 4 期，第 66-74 页；于良春、刘慧敏：《利益相关者、医疗公平与中国医疗体制改革》，《山东社会科学》2020 年第 7 期，第 125-131 页。

现不但揭示了医生群体内部的异质性，也能将医疗市场化与医生群体中存在的过度劳动、职业倦怠等现象联系起来加以理解。

此外，我们的发现还具有一定的现实意义。习近平总书记曾多次强调，"广大医务工作者是人民生命健康的守护者"，"要加强对医务工作者的保护、关心、爱护，提高医务人员社会地位"。① 在当前全面推进健康中国建设的背景下，广大医务工作者是推动卫生健康事业发展的重要力量，承担着全方位、全周期保障人民健康的重任。因而，2021 年《国务院办公厅关于推动公立医院高质量发展的意见》专门指出了要"改善医务人员工作环境和条件，减轻工作负荷，落实学习、工作、休息和带薪休假制度，维护医务人员合法权益"，同时，2021 年国家卫生健康委等部门发布的《关于建立保护关心爱护医务人员长效机制的指导意见》则从"保障工作条件、维护身心健康、落实待遇职称政策、加强人文关怀、创造安全的执业环境、弘扬职业精神"等六个方面提出切实保障医务人员权益的相关举措。鉴于此，我们进一步认为，在未来的医疗改革进程中，相关的政策措施应当尽量避免对医生群体造成压力逐级传递的状况，而应当积极厘清医疗服务委托—代理链条过程中各参与者的角色关系，在构建新的医疗事业建设共同体的基础上来推进医疗卫生事业的高质量发展。② 这就要求：一方面，医院组织当更多地为其医生群体提供组织内部的晋升与成长激励，并注重对医生群体的身心健康建设；另一方面，患者也需要尽可能避免以纯粹消费者的心态来求医问诊，而应当将心比心地体恤医生群体的工作压力。事实上，新冠疫情发生以来的防疫实践更加说明，奋战在一线的广大医务工作者是人民生命安全和身

---

① 《把保障人民健康放在优先发展的战略位置 着力构建优质均衡的基本公共教育服务体系》，最后访问时间：2024 年 7 月 31 日，网址：http://sn.people.com.cn/n2/2021/0307/c378287-34608340.html.

② 吴素雄、沈信姿、董建新、杨华：《公立医院"管办分离"的逻辑与实践：法人治理视角》，《浙江社会科学》2020 年第 8 期，第 53—61 页。

体健康的强大支撑。只有在营造好医疗事业建设共同体的基础上，医疗事业的从业者才能重拾其职业的光荣感、幸福感、获得感，社会也才能吸引更多高素质的人才加入医疗服务行业之中，从而为人民生命健康安全和健康中国的发展提供持续的保障。

第四章

# 科技善恶：沟通的"量"和"质" *

近代以来，医学经历了从基于地方性知识的传统医学，到基于科学还原论的循证医学的转变。科学技术的发展以极大的效率改善了人类的健康状况，全球人均寿命在 1870 年至 2010 年间从 45 岁提升到 78 岁。[①] 然而，医患关系并未同步改善，医患双方存在失信危机，[②] 甚至出现了医生总会被质疑的信任危机。[③] 在这样的背景下，作为影响医患关系的重要因素，医患沟通受到越发广泛的关注。

2020 年 11 月，在"中国医师调查"所组织的一次座谈会上，一位在其领域已经很有名气的医生提出，现代医学技术让医生不用听诊器同患者进行接触交流，而是把患者交给了各种检测机器。因此要保障医患之间的沟通。这一观点也同传统医学人文的研究相吻合，即要打破现代理性所带来的效率观和技术主义的数字观，重视医患双方作为人的主体

＊ 本章部分内容已发表，详见闫泽华《沟通时长与医生科技效率认知对医患冲突的交互作用研究》，《社会发展研究》2023 年第 4 期，收入本书时有修改。

① Robert Gordan, *The Rise and Fall of American Growth: The U. S. Standard of Living since the Civil War.* New Jersey: Princeton University Press, 2016.

② 焦思琪、王春光：《农村多元医疗体系的型构基础与逻辑研究》，《社会学研究》2022 年第 1 期。

③ 邱柏生：《社会意识形态要预防"塔西佗陷阱"》，《广西师范大学学报》（哲学社会科学版）2012 年第 4 期。

交流，是一种社会普遍认同的观点。出于可量化性和可操作性的考虑，诊疗时长往往被用于反映医患沟通的情况。一项针对 67 个国家基础医疗的研究报告显示，中国医生的平均诊疗时间不足 3 分钟，位列倒数第三。[①] 我国许多省市的医疗卫生主管部门、医疗机构等也都试图通过规定诊疗时间来促进医患沟通，以此改善医患关系。

但是在调研过程中，当问及医患沟通的时间是否重要时，许多医生对此表示，"怎么说话"比"说多少话"更重要。姑且不论繁重的工作压力让医师无法有太多时间投入医患沟通中，即使医生有足够的时间同患者交流，可是又怎么能保障双方之间能够达成理解？即使医生耐心在大多数情况下能够不让冲突发生，但是否就一定能换回认同？在 2021 年，一位医生在其诊疗时间结束后参与了"中国医师调查"，当时他在其日常工作的诊室接受了我们的访谈。访谈过程中一对夫妇突然闯入，要求他在不看电脑和记录的情况下，再重复一遍前一天所开具的检查。该医生流利地重复完五项检查项目后，两人才将信将疑地离开。随后医生向我们解释说，这位患者和家属看不懂检查项目的专业术语，所以没办法理解做这些检查的必要性。而且开检查和处方是在电脑上进行的，患者在前一天的时候就提出过质疑，觉得医生只是在电脑上点击，没有手写处方，似乎对具体病情并不掌握、重视。实际上，该医生在前一天已经花费了很长时间给他们解释过，但没想到患者并没有因为他的耐心解释而打消疑虑，还是选择了这样一种朴素的方式来检验他的处方是否可信。

以医学社会学为代表的学术研究，也为这样的调研见闻提供了理论支持。现代医疗科技在改变医学的诊治手段的同时，也改变了医生的认知方式和话语体系。日常话语在现代科学的效率医学体系下难以高效地提供信息，① 专业术语才能够准确高效地同现代医学教育和医疗过程相衔接。可这种科技效率认知带来的专业医学话语同社会大众的"常人疾病观"并不相称，② 如果将科技的支配性和效率性融入医患对话中，反倒可能阻碍医患之间建立信任和共识，进而加剧医患冲突的潜在风险。③

事实上，对于医患沟通的关键为何的争论很早就在医学人文关于医患沟通的研究中存在。但既有的质性研究也分为两类观点。一类是批判现代性所带来的角色细化，医生不愿与患者交流，不愿"听"患者的"说"。例如，社会流动使得陌生的医患关系成为常态，熟人社会积累的医患信任由此受到冲击；市场化使医生在诊疗过程中纳入对个人和组织绩效的考虑等。另一类则是现代医学在科技的介入下，门槛越来越高，术语越来越专业化，从而导致患者能够"听到""听懂""听进去"医生的"说"的难度提升。

后一种观点无疑为以沟通时长为指标的既有政策提出了不确定性。如果医生科技效率认知带来的话语体系会与社会大众的日常话语相冲突，那么以沟通时长为单一指标规范接诊的相关政策可能不仅无法达到改善医患关系的目的，还会适得其反。虽然我们希望医患沟通时长和质量都能得到提升，可是在资源有限的情况下，二者哪个更重要直接关系到医疗政策的着力点，关系到医患关系的改善效果——是应该通过延长沟通时长弥补沟通内容的短板，还是应该通过改进沟通内容来增进沟通效率？

当前对科技效率认知和医患关系的研究主要以质性研究为主。诚然，质性研究能够看到细节，向我们展现社会情境的多样性，但是却也容易陷入各说各话，无法提供更具广泛性的证据。因此，通过量化的方法在

---

① 于赓哲：《从疾病到人心——中古医疗社会史再探》，北京：中华书局，2020 年，第 104 页。

② 吕小康、唐磊、姜鹤等：《常人疾病观及其对医患关系的影响》，《心理科学进展》2019 年第 4 期。

③ Pam Schlomann and Joan Schmitke, "Lay Beliefs about Hypertension: An Interpretive Synthesis of the Qualitative Research." *Journal of the American Academy of Nurse Practitioners*, Vol. 19, No. 7, 2007.

医患沟通的不同观点中找到一个普遍性就十分重要，即在承认社会多样性的前提下，为社会治理提供一个普遍的抓手。基于"中国医师调查"，本章以医生群体为对象，通过量化研究的方式探讨诊疗时间和科技效率认知对医患关系的影响，以及到底是科技效率认知驱使医生追逐效率而缩短了诊疗时间，还是科技效率认知改变了医生的话语体系从而增加了医患沟通难度，进而使医患关系陷入困境。

## 一 "对人的义务"与"对病的义务"

### （一）医学理念：从对人的关注到对病的关注

与疾病的抗争伴随了人类社会的整个历程。在现代医学诞生以前，人类对疾病的认识与治疗完全基于各地区日常生活的实际情况展开。一方面，日常经验决定了对疾病的认定。传统社会的人们倾向于将"疾"指向一种生活的"非常态性"。生长于丛林环境的苏门答腊岛库布人普遍有皮肤损伤，因而他们并不认为皮肤病是一种异常情况；[①] 文化体系进一步影响了对疾病的解释。中医基于传统阴阳五行理论，将感冒的病因解释为人体在"天人感应"层面遭受"风邪"，故称其为"伤风"。另一方面，受到自然环境与生计活动的影响，传统治疗以炼丹、巫术和研磨草药等粗犷方式为主。[②] 整体而言，传统医学带有浓厚的日常性、经验性和地方性，[③] 而人作为日常生活的核心，自然是传统医学依赖和关注的重点。

科学革命带来的机械世界观、理性主义认识论和数理演绎与实验归

---

[①] Henry Sigerist, *On the Sociology of Medicine.* New York：MD Publications，1960，12–13.

[②] 方芗：《医疗实践中的知识呈现：意义赋予与信任构建》，北京：社会科学文献出版社，2022 年，第 26–27 页。

[③] 景军、齐腾飞、陈昭：《民族医学面临的挑战和机遇》，《广西民族大学学报》（哲学社会科学版）2017 年第 3 期。

纳等研究方法，赋予了经验表象以迷惑性，扭转了人们基于"欠充分的归纳性知识"来认识世界的惯习，[①] 开启了关注证据的时代。医学也从依靠先验世界观理解疾病的传统经验医学，发展为通过对症状的直接观察和简单分类来确定疾病的近代分类医学，[②] 最后再转型成现代的循证医学（Evidence-Based Medicine，EBM），即按随机对照试验等流程，将疾病的诊断和干预建立在充分的科学数据之上。[③] 尤其是科学实验基于普遍主义的价值取向开展标准化的数据测量与检验，与遵循特殊主义的传统医学完全相悖，[④] 后者在这场转型中被认为是缺乏统一医理的非连贯知识，[⑤] 并且由于掺杂神秘主义和不可知论的元素而被进化论者贴上"违背理性"和"原始落后"的标签。

因此，如果说近代医学对症状的观察尚且依附于人体表征，那么现代医学基于指标数据的循证则完全用统计数字排除了个体。医学体系所关注的对象，已经从传统社会中作为日常生活主体的"人"，转变成作为仪器所示指标的"病"。

### （二）医疗过程：从人的身体到器官的身体

伴随医学理念转向对病的关注，对身体的认识也呈现出了从个性到标准、从言说到测量、从整体到部件的趋势。在这个过程中，现代身体观念与现代医学合流，使医学过程中"对人的义务"转变为"对病的义务"。[⑥]

身体是医学实践的主要对象，身体观念是指导人类开展医学研究和医疗实践的先决条件与义务所在。人是精神与身体的统一，对人的关注，

---

① 乔治·齐美尔：《货币哲学》，许泽民译，贵阳：贵州人民出版社，2009 年，第 179 页。
② 米歇尔·福柯：《临床医学的诞生》，刘北成译，南京：译林出版社，2022 年，第 5 页。
③ 李幼平、刘鸣：《循证医学——21 世纪的临床医学》，《实用医学杂志》2000 年第 7 期。
④ 张有春：《医学人类学的社会文化视角》，《民族研究》2009 年第 2 期。
⑤ 蓝江：《相似性的图表到知识型的装置——重读福柯的〈临床医学的诞生〉》，《求是学刊》2022 年第 2 期。
⑥ 冯珠娣、艾理克、赖立里：《文化人类学研究与中医》，《北京中医药大学学报》2001 年第 6 期。

意味着将疾病化入人的自然成长与精神文化的双重维度中。因此，扎根于日常生活的、关注于人的传统医学，在其诊疗过程中，更多依赖于"言说的身体"。即，身体作为人的一个维度，是生命存在的本真性面向，① 是一种精神和语言之外的，对人的整体状况的体现。从而，身体的疾病不仅仅是物质器官的异常。以中医的情志疗法为例，"望、闻、问、切"要求医生不仅了解患者的身体感受，同时也要了解患者的生活习惯和生活环境，甚至患者的成长历程和心理状况。这背后暗含着精神与身体的统一性，即疾病不仅源自身体机能的异常，也可能来自患者的精神状态，② 有时甚至涉及伦理道德。③ 从这个意义上来说，传统医疗过程包含着对人治病与教化的全面义务，是"调达情志，移情易性"的以精神呼应身体，通过让人"法天之纪，用地之理"，达到"正气内存，邪不可干"的身体与精神交融共强。

这种将文化价值贯穿进疾病的医疗观念，自然不会被秉承客观和还原的科学所接受。一方面，继承了希腊哲学的二元论思想，科学理性的基础是对自然的身体进行文化意涵方面的祛魅。笛卡尔的"身心二元"拆解了作为整体而不可分割的人，④ 身体成为被独立研究的客体对象，与患者的主观感受相分离。从而衍生出了"疾痛"（illness）和"疾病"（disease）两个概念。其中"疾痛"只是患者及其家属所经历的苦楚和困扰，治愈"疾病"才是经过现代医学训练的医生所需要承担的责任和义务。⑤ 在现代医学的语境中，疾痛被排除在医生的视线外，传统医学中极力言说的身体被医学仪器测量下的数值化的身体所取代，是否患病由患者主观陈

---

① 杜海涛：《"疾"与孔子的身体观》，《中国社会科学报》，2022 年第 3 期。
② "帝曰：善。余知百病生于气也，怒则气上，喜则气缓，悲则气消，恐则气下，寒则气收，炅则气泄，惊则气乱，劳则气耗，思则气结。"引自《素问·举痛论》。
③ 王璐颖、常运立：《儒家文化视域下的道德创伤及治理》，《医学与哲学》2019 年第 9 期。
④ 郑震：《身体：当代西方社会理论的新视角》，《社会学研究》2009 年第 6 期。
⑤ 阿瑟·克莱曼：《疾痛的故事：苦难、治愈与人的境况》，方筱丽译，上海：上海译文出版社，2010 年，第 1-4 页。

述变为通过医学常数界定。另一方面，科学发展带来了自然世界的还原主义方法论，即一切客观存在都可以被还原为具有科学规律的基本组成。这一观念延伸至医学，则将客体化身体进一步机械化。如果说，祛除了精神的身体尚且有所归属，那么被拆分成器官的身体则完全失去了与人的连接，而成了一个科学研究的对象。身体器官被视为组成人体机械的零件，遵循各自的运作机制。现代医学的高度专业化也是建立在不断细分的身体组成上的。各专业科室的医生在诊疗时，只能将治疗特定器官的疾病作为自己的义务，而不是整个身体，更不用提身体背后的人。

### （三）回归医患沟通的医患关系

在此过程中，现代医疗走向了市场化，越来越被理解为一种基于服务业的消费活动；过去基于熟人社会的医患沟通过程与模式也遭受巨大冲击，出现陌生化的趋势。[1] 因此，医患关系的整体情况并不乐观。[2] 根据"中国医师调查"，仅有 17.72% 的医生对五年内医患关系改善抱有乐观态度。

于是，反思现代医学背景下的医患关系成为医学人文、医疗改革和医院管理等领域研究的焦点之一。[3] 在这一背景下，人们又重新转向了对医患沟通过程的重视。[4] 但是，在科技的介入下，医学观念早已今非

[1] 程瑜、邹翔：《关系就医：诊疗的本土化实践》，《思想战线》2015 年第 2 期；安东尼·吉登斯：《现代性的后果》，田禾译、黄平校，南京：译林出版社，2011 年，第 74 页。

[2] 孙盼盼、夏云：《医务人员视角下的医患关系影响因素研究》，《中国医院管理》2016 年第 12 期；黄春锋、黄奕祥、胡正路：《医患信任调查及其影响因素浅析》，《医学与哲学》（人文社会医学版）2011 年第 4 期；李正关、冷明祥：《医患关系研究进展综述》，《中国医院管理》2009 年第 3 期。

[3] 冯珠娣、艾理克、赖立里：《文化人类学研究与中医》，《北京中医药大学学报》2001 年第 6 期。

[4] 涂炯、亢歌：《医患沟通中的话语反差：基于某医院医患互动的门诊观察》，《思想战线》2018 年第 3 期；Mariana Craciun, "Emotions and Knowledge in Expert Work: A Comparison of Two Psychotherapies." *American Journal of Sociology*, Vol. 123, No. 4, 2018; Jennifer Fong Ha and Nancy Longnecker, "Doctor-Patient Communication: A Review." *The Ochsner Journal*, Vol. 10, No. 1, 2010.

昔比。面对"技术主义"和"数字主义"的行为准则，[①] 面对还原思维和"效率至上"的价值导向，[②] 以及面对医疗资源和医疗需求的普遍现实矛盾，要构建平衡"人性"和"个性"的医患沟通模式，就需要平衡医患沟通的"量"和"质"。

沟通时长代表了一次诊疗过程中的医患沟通"量"，被认为是影响患者就医满意度的重要因素。医患之间有限的对话时长难以为患者带来积极情绪，也降低了患者谨记医嘱的准确度和医从性；[③] 相反，更长的沟通时间能够增加医生对患者的全方面了解和综合性关怀，进而提升患者对医疗过程的参与度和满意度。[④] 英国的一项研究表明，医患沟通时间即使只是延长 1.1 分钟，也将显著提升患者进行高血压筛查和接受健康教育活动的比例，从而促进患者的康复和其他潜在健康风险的发现。[⑤]

在现实中，医疗技术的进步和市场经济的发展却在不断削减医患沟通时长。医生倾向于减少医患沟通以节约时间并增加问诊数量。[⑥] 江苏省的一项调查表明，只有约 30% 的医生会耐心听完患者自述，医生接诊的

---

① 任学丽：《医学技术主义对医患信任的消极影响与应对》，《中国医学伦理学》2019 年第 10 期；陈嘉映：《哲学·科学·常识》，北京：中信出版集团，2018 年，第 193-195、235-244 页。

② 刘英杰：《作为意识形态的科学技术》，北京：商务印书馆，2011 年，第 83、86、89 页。

③ Louis A. Penner, John F. Dovidio, Richard Gonzalez, Terrance L. Albrecht, Robert Chapman, Tanina Foster, Felicity W. K. Harper, Nao Hagiwara, Lauren M. Hamel, Anthony F. Shields, Shirish Gadgeel, Michael S. Simon, Jennifer J. Griggs and Susan Eggly. "The Effects of Oncologist Implicit Racial Bias in Racially Discordant Oncology Interactions." *Journal of Clinical Oncology*, Vol. 34, No. 24, 2016.

④ David Dugdale, Ronald Epstein and Steven Pantilat, "Time and the Patient-Physician Relationship." *Journal of General Internal Medicine*, Vol. 14, No. Suppl 1, 1999.

⑤ A. Wilson P. McDonald, L. Hayes, and J. Cooney, "Health Promotion in the General Practice Consultation: A Minute Makes a Difference." *BMJ*, Vol. 304, 1992.

⑥ 王景慧、李晓梅、刘国栋、谢奉哲、刘明华、王可欣、时宇、樊立华、曹德品、孙涛：《中国医生污名化：概念、成因及逻辑》，《中国医院管理》2019 年第 4 期；刘英杰：《作为意识形态的科学技术》，北京：商务印书馆，2011 年，第 165-166 页；David Dugdale, Ronald Epstein and Steven Pantilat, "Time and the Patient-Physician Relationship." *Journal of General Internal Medicine*, Vol. 14, No. Suppl 1, 1999。

平均时间不足 6 分钟。尽管我们希望互联网和数字医疗的普及能够增加医患沟通的时间，但其效果主要表现在优化填表流程和病例数据管理模式、减少等待时间等方面，本质上依然是追求在工作时段吸纳更多数量的患者。[①] 因此，改革医院考核机制就成了一个增加医患沟通时长的途径。这也是当前许多卫生政策将诊疗时长列为考核指标的一个重要出发点。

但是，通过增加沟通时间来减少医患矛盾的逻辑看似简单直接，但也隐含地将医生放在了患者的对立面，即医生是出于不信任患者的日常语言或受困于绩效制度而有意识地减少同患者的沟通时间。但是，即使在现代医疗体系中，大多数医生也并非一味"贪图"效率，将治疗看作是独角戏而排斥沟通，而是都认可与患者沟通是医生的重要职业内容，寻求与患者的合作。[②] 可见，沟通时间只是良好医患互动的必要非充分条件。这也引发了对医患沟通研究的另一方向，即基于"地方生物学"（Local Biologies）的理论视角而关注医患沟通的"质"。医患沟通的"优质时间"（Quality Time）概念即基于此，[③] 即医患沟通不能仅考虑时间长度，还应该考虑医患双方的沟通内容及互动方式。

既有的医患互动研究往往代入患者角色，基于患者的立场审视医生的言行。[④] 事实上，作为一个专业技术门槛较高的职业群体，医生的科技效率认知会影响其与患者沟通的话术和重点。一方面，现代医学中疾病的概念是为了更有效地表达疾病而由科学话语所定义。脱离于日常生

---

① Yasser Alotaibi and Frank Federico, "The Impact of Health Information Technology on Patient Safety." *Saudi Medical Journal*, Vol. 38, No. 12, 2017; Aziz Jamal, Kirsten McKenzie and Michele Clark, "The Impact of Health Information Technology on the Quality of Medical and Health Care: A Systematic Review." *Health Information Management Journal*, Vol. 38, No. 3, 2009.

② 闫泽华、吴英发、王天夫 等：《中国医师：群体特征与工作状况》，北京：社会科学文献出版社，2023 年，第 165-167、216-217 页；涂炯、亢歌：《医患沟通中的话语反差：基于某医院医患互动的门诊观察》，《思想战线》2018 年第 3 期。

③ David Dugdale, Ronald Epstein and Steven Pantilat, "Time and the Patient-Physician Relationship." *Journal of General Internal Medicine*, Vol. 14, No. Suppl 1, 1999.

④ 张振玲、朱保群：《我国医患关系现状研究综述》，《卫生职业教育》2021 年第 5 期。

活的科学术语和专有医学名词造成了医患间语言体系的隔阂，传统医学中医患双方具备的共同语言逐渐消解。当医生将患者口中的"胸口疼"转变为"急性大叶性肺炎"时，抑或"良性"不代表好消息而"恶性"也不代表坏消息时，[①] 社会大众面对繁杂的生物学化学名词束手无策，难以建立起对疾病的感性认识，更无法将之与自身的身体状况相对应。[②] 现代医学需要的是高度技术化和职业化的从业人员。[③] 在专业的设备、知识和话语面前，"症状的意义成了医生诊断的语义学"，[④] 从而无形中提高了患者理解医生的门槛，导致许多患者虽然被叫号进入诊室，但是与医生的实质双向沟通十分有限。

另一方面，患者的社会人口属性（如种族、性别、年龄等）、[⑤] 地区习俗（例如对隐私和忌讳的关注）和个人经济能力[⑥]等不属于医学专业而属于日常生活的因素，虽然可能影响医患沟通的"质"，但被排除在医学教育、职业考核和医疗实践之外。因此，医生理性冷静和价值无涉地接诊，虽然在专业视角下严谨规范，但在患者看来可能是一场严肃且缺乏耐心的"审讯"，[⑦] 自己只是医生书写病历的观察对象，[⑧] 从而感到

---

① Andrew McDonald, "What Doctors Say and What Patients Hear." *BMJ*, Vol. 354, 2016.

② 李嘉华、阳晨、刘雨洲：《赴美行医》，北京：中国协和医科大学出版社，2017 年，第 161–223 页。

③ 姚泽麟：《近代以来中国医生职业与国家关系的演变——一种职业社会学的解释》，《社会学研究》2015 年第 3 期。

④ 阿瑟·克莱曼：《疾痛的故事：苦难、治愈与人的境况》，方筱丽译，上海：上海译文出版社，2010 年，第 17 页。

⑤ Izzy Gainsburg, Veronica Derricks, Cleveland Shields, Kevin Fiscella, Ronald Epstein, Veronica Yu and Jennifer Griggs "Patient Activation Reduces Effects of Implicit Bias on Doctor-Patient Interactions." *Proceedings of the National Academy of Sciences*, Vol. 119, No. 32, 2022.

⑥ Siwan Williams, John Weinman and Jeremy Dale, "Doctor-Patient Communication and Patient Satisfaction: A Review." *Family Practice*, Vol. 15, No. 5, 1998.

⑦ Elliot Mishler, *The Discourse of Medicine: Dialectics of Medical Interviews.* Norwood, N. J.: Ablex, 1984, 56.

⑧ Michael Rothberg, John Steele, John Wheeler, Ashish Arora, Aruna Priya and Peter Lindenauer. "The Relationship between Time Spent Communicating and Communication Outcomes on a Hospital Medicine Service." *Journal of General Internal Medicine*, Vol. 27, No. 2, 2012.

无聊甚至冒犯。

因此，在科技效率认知涉入医疗的过程中，现有理论和研究可以推演出关于医患沟通时长如何影响医患关系的两个截然不同的逻辑：一是医生因科技效率认知不重视日常话语，不愿意同患者进行沟通，进而缩短与患者的沟通时长，这导致医患关系变差；二是患者不能接受医生的沟通方式，医生说得越多，医患关系反而越差。如果是前者，那么鼓励医生延长交流时间自然是缓解医患冲突的有效办法；但如果是后者，那么若不转变医患之间沟通方式，更长的沟通时间只会适得其反。

这一"量"与"质"的矛盾，也是将医疗作为一种针对疾病的劳动还是医患主体之间交流的矛盾。正如哈贝马斯将现代人际沟通的退步溯源到技术支配的劳动行为对交往行为的破坏一样，[①] 如果将医疗归结于人与自然互动的劳动领域，那么医患关系就是劳动过程的一个结构功能模型，可以通过设定沟通时长参数而调控。但如果将医疗映射到人与人互动的交往领域，那么医患关系就成为个体之间交流的艺术，需要做到日常和专业话语体系的有机融合。

## 二 科技效率认知影响的双向可能

前文中医患沟通影响医患关系的两个反面背后的逻辑分别是，到底是科技效率认知驱使医生追逐治病数量从而降低了诊疗时间，即降低了医患沟通的"量"；还是科技效率认知改变了医生的话语体系从而增加了沟通难度，即削弱了医患沟通的"质"，最终影响了医患关系。

考虑到医生对医患关系进行主观评价可能受到当时媒体宣传、刻板印象等外部因素影响，并且为了避免用主观变量解释主观变量可能带来内生

---

① 〔德〕哈贝马斯：《作为"意识形态"的技术与科学》，李黎、郭官义译，上海：学林出版社，1999年，第77页。

性影响，[①] 可以选择用更具有客观性的医患冲突频率反向代表医患关系。

本章首先将探索医患沟通时长与医患冲突频率之间的关系。一方面，医患沟通可以更好地获取患者的健康状况，带来更准确的诊断，实现患者看病预期；另一方面，充分的沟通也是连接医患情感、拉近医患关系的重要途径。据此，提出假设1。

假设1：医患沟通时长和医患冲突频率之间为负相关。

由于现代医学的知识与操作体系都在向远离日常生活的方向发展，医患沟通的性质和内容与传统社会相比发生了根本变化，医生的科技认知越强，无论是越倾向于用设备检测取代询问感受，还是在沟通中密集使用专业术语，都可能削弱医患沟通的效果，医患关系从而因科技介入而恶化。进而可以提出假设2。

假设2：医生科技效率认知和医患冲突频率之间为正相关。

从增加医患沟通的"量"的角度，也就是当前许多规定医患沟通时长的政策角度出发，如果是科技效率认知导致了医患沟通时长的减少，从而使医患关系变差，那么医患沟通时长的增加，就可以降低医患冲突的发生概率。即，医患沟通时长会削弱科技效率同医患冲突之间的关系。也就是说，医患沟通时长与科技效率认知的交互项同医患冲突的关系系数为负。

假设3.1：医患沟通时长对医生科技效率认知和医患冲突频率的关系具有负向交互作用。

---

① 胡安宁：《主观变量解释主观变量：方法论辨析》，《社会》2019年第3期。

从医患沟通"质"的角度出发，如果是科技的介入改变了医患的沟通话语，增加了医患之间相互理解的难度，那么就可能造成"话不投机半句多"的情况。从而，强科技效率认知反而会造成医患沟通时间越长，医患之间的冲突和矛盾越多的困局。即，科技效率认知与医患沟通时长的交互项同医患冲突的关系系数为正。因此，我们相应提出假设 3.2：

假设 3.2：医生科技效率认知对医患沟通时长和医患冲突频率的关系具有正向交互作用。

在因变量都为医患冲突且模型与控制变量不变的前提下，虽然假设 3.1 与假设 3.2 所侧重的自变量不同，但由于两个自变量在交互模型中具有相同的计算过程，且具有对称的地位，即医患沟通时长与科技效率认知的交互项在统计模型意义上等同于科技效率认知与医患沟通时长的交互项，假设 3.1 与假设 3.2 可视为一对竞争性假设，代表了科技对医患关系造成影响的两种可能路径。相应地，我们也采用交互模型而非调节模型。[①]

## 三 来自调查资料的进路选择

### （一）数据测量

本章研究采用的因变量为医患冲突。就冲突而言，可以分为观点冲突和情绪冲突两种类型。前者以争吵为主，虽然带有冲突的色彩，但总体上仍在沟通之中，双方依然以解决具体问题为导向，只是在观点上出现了分歧或对立。在这种情况下，冲突本身只是一种表达自己的策略型

---

① 温忠麟、侯杰泰、张雷：《调节效应与中介效应的比较和应用》，《心理学报》2005 年第 2 期。

言语行为。① 相反，后者则是一种情绪主导下的非策略言语行为。冲突方所针对的不再是问题本身，而是沟通对象。这种情绪化的冲突更可能升级为见诸媒体的医闹事件。

因此，测量指标选取"一般而言，我与患者发生争吵的频次是多少"和"一般而言，我被患者威胁、恐吓的频次是多少"，分别代表两种不同的冲突类型。前者包含"几乎没有""每月一两次""每周一次""每周两三次""几乎天天都吵"五个维度。由于选择"每月一两次"的样本数仅为2，本研究将之合并入"几乎没有"，并对该变量由1到4重新赋值；后者分为"几乎没有""每年一两次""每个季度一次""每个月都有"四个维度，从1到4对其依序赋值。

自变量为诊疗时间和医生的科技效率认知。前者由"平均而言，我每个病人耗费多少分钟（诊治）"测量。后者代表医生对医疗科技和设备效率的主观认知，由调查问卷中"新的医疗设备和技术的引入极大提升了我的工作效率"作为测量指标，从1到5的赋值分别代表"完全不同意""不同意""一般""同意""完全同意"五个选项。为避免极端值对模型造成的影响，研究模型中对诊疗时间进行了双侧2.5%的缩尾处理。

医生的年龄、每周工作时间、性别、婚姻状况、受教育程度、个人职称、月收入水平、医院等级、所在地区等社会人口变量被作为控制变量放入模型。② 此外，为了降低不同医生本身同患者沟通观念的影响、

① 张大毛：《不礼貌言语的界定和分类》，《西南民族大学学报》（人文社科版）2009年第S1期。

② 性别变量中，男性赋值为0，女性赋值为1；婚姻状况变量中，非在婚赋值为0，在婚赋值为1；受教育程度变量中，大专以下赋值为1，大专赋值为2，本科赋值为3，硕士赋值为4，博士赋值为5；个人职称变量中，初级职称赋值为1，中级职称赋值为2，副高级职称赋值为3，正高级职称赋值为4；月收入水平变量中，按2501～5000元、5001～7500元、7501～10000元、10001～15000元、15001～20000元、20001～30000元、30001～50000元、50001元及以上这9个维度依序赋值1至9；医院等级变量中，一级医院赋值为1，二级医院赋值为2，三级非甲等医院赋值为3，三级甲等医院赋值为4；所在地区变量中，东北地区赋值为0，东部地区赋值为1，中部地区赋值为2，西部地区赋值为3。

更好地分离出医生科技认知的作用，医生对患者社会心理因素的重视程度和医生对医患关系的预期也在模型中进行了相应的控制。[①] 以上所有变量的描述性统计见表 4.1 所示。

表 4.1　主要变量的描述性统计情况

| 变量 | 样本数 | 均值 | 标准差 | 最小值 | 最大值 |
| --- | --- | --- | --- | --- | --- |
| **因变量** | | | | | |
| 　与患者争吵的频次 | 12180 | 1.483 | 1.089 | 1 | 4 |
| 　被患者威胁、恐吓的频次 | 12180 | 1.246 | 0.544 | 1 | 4 |
| **自变量** | | | | | |
| 　诊疗时间（分钟） | 12180 | 14.709 | 16.632 | 1 | 90 |
| 　医生的科技效率认知 | 12180 | 3.931 | 0.751 | 1 | 5 |
| **控制变量** | | | | | |
| 　年龄（岁） | 12180 | 39.384 | 8.445 | 22 | 80 |
| 　每周工作时间（天） | 12180 | 5.797 | 0.858 | 1 | 7 |
| 　性别 | | | | | |
| 　　男 | 4828 | 39.64% | | | |
| 　　女 | 7352 | 60.36% | | | |
| 　婚姻状况 | | | | | |
| 　　非在婚 | 2289 | 18.79% | | | |
| 　　在婚 | 9891 | 81.21% | | | |
| 　受教育程度 | | | | | |
| 　　大专以下 | 86 | 0.71% | | | |
| 　　大专 | 706 | 5.80% | | | |
| 　　本科 | 6374 | 52.33% | | | |
| 　　硕士 | 4064 | 33.37% | | | |

① "医生对患者社会心理因素的重视程度"由"我在诊治中考虑了患者的心理和精神情况"和"我在诊治中考虑了患者社会背景、生活习惯、文化习俗等方面的因素"两个指标测量，赋值从 1 到 5 分别代表"几乎没有""偶尔""一般""经常""总是"；选用"我对五年内医患关系改善的预期"这一指标测量"医生对医患关系的预期"，赋值从 1 到 5 分别代表"非常不乐观""不乐观""说不好""乐观""非常乐观"。

| 变量 | 样本数 | 均值 | 标准差 | 最小值 | 最大值 |
|---|---|---|---|---|---|
| 博士 | 950 | 7.80% | | | |
| 个人职称 | | | | | |
| 初级职称 | 3981 | 32.68% | | | |
| 中级职称 | 4587 | 37.66% | | | |
| 副高级职称 | 2481 | 20.37% | | | |
| 正高级职称 | 1131 | 9.29% | | | |
| 月收入水平 | | | | | |
| 2500 元及以下 | 345 | 2.83% | | | |
| 2501～5000 元 | 2859 | 23.47% | | | |
| 5001～7500 元 | 3144 | 25.81% | | | |
| 7501～10000 元 | 2404 | 19.74% | | | |
| 10001～15000 元 | 1909 | 15.67% | | | |
| 15001～20000 元 | 917 | 7.53% | | | |
| 20001～30000 元 | 436 | 3.58% | | | |
| 30001～50000 元 | 142 | 1.17% | | | |
| 50001 元及以上 | 24 | 0.20% | | | |
| 医院等级 | | | | | |
| 一级 | 226 | 1.86% | | | |
| 二级 | 3000 | 24.63% | | | |
| 三级非甲等 | 960 | 7.88% | | | |
| 三级甲等 | 7994 | 65.63% | | | |
| 所在地区 | | | | | |
| 东北地区 | 1789 | 14.69% | | | |
| 东部地区 | 6778 | 55.65% | | | |
| 中部地区 | 1301 | 10.68% | | | |
| 西部地区 | 2312 | 18.98% | | | |
| 考虑患者心理和精神情况的频率 | 12180 | 4.044 | 0.725 | 1 | 5 |
| 考虑患者社会和文化情况的频率 | 12180 | 3.828 | 0.839 | 1 | 5 |
| 医生对医患关系的预期 | 12180 | 2.553 | 1.007 | 1 | 5 |

　　主模型和交互模型都采取有序 Logit 模型（Ordered Logit Model）进行截面回归分析。为了控制异方差对模型的影响，各变量分别都采用稳健标准误进行计算。为了增进系数的直观性，变量在进入模型后进行了中心化处理。[①]

## （二）数据分析

　　表 4.2 呈现了“诊疗时间”和“科技认知”两个自变量对医患冲突的基准线性模型及其交互模型。其中模型一、模型三分别为以“与患者争吵的频次”和“被患者威胁、恐吓的频次”作为因变量的基准线性模型，模型二、模型四分别为“与患者争吵的频次”和“被患者威胁、恐吓的频次”作为因变量时自变量“诊疗时间”和“科技认知”的交互模型。

表 4.2　模型结果

| 变量 | 模型一 | 模型二 | 模型三 | 模型四 |
|------|--------|--------|--------|--------|
| 诊疗时间 | $-0.0048^{**}$ | $-0.0049^{**}$ | $-0.0025^{\dagger}$ | $-0.0025^{\dagger}$ |
|  | (0.0015) | (0.0015) | (0.0014) | (0.0014) |
| 科技效率认知 | $0.0474^{*}$ | 0.0479 | $-0.0005$ | $-0.0011$ |
|  | (0.0238) | (0.0255) | (0.0320) | (0.0321) |
| 诊疗时间×科技效率认知 |  | $0.0024^{\dagger}$ |  | $0.0026^{\dagger}$ |
|  |  | (0.0014) |  | (0.0015) |
| 每周工作时间 | $0.1003^{**}$ | $0.1015^{**}$ | $0.1363^{***}$ | $0.1367^{***}$ |
|  | (0.0329) | (0.0329) | (0.0311) | (0.0311) |
| 性别（男＝0） | $-0.2016^{***}$ | $-0.2018^{***}$ | $-0.3270^{***}$ | $-0.3274^{***}$ |
|  | (0.0524) | (0.0524) | (0.0475) | (0.0475) |
| 年龄 | $-0.0296^{***}$ | $-0.0295^{***}$ | $0.0095^{*}$ | $0.0096^{*}$ |
|  | (0.0058) | (0.0058) | (0.0047) | (0.0047) |
| 婚姻状况（非在婚＝0） | $-0.1992^{**}$ | $-0.2001^{**}$ | $-0.0249$ | $-0.0259$ |
|  | (0.0687) | (0.0687) | (0.0671) | (0.0671) |

───────────

[①]　伍德里奇：《计量经济学导论》，北京：中国人民大学出版社，2018 年。

| 变量 | 模型一 | 模型二 | 模型三 | 模型四 |
|---|---|---|---|---|
| 受教育程度 | 0.1555 *** | 0.1548 *** | 0.0807 * | 0.0804 * |
| | (0.0410) | (0.0410) | (0.0386) | (0.0386) |
| 个人职称 | −0.1072 * | −0.1078 * | −0.0233 | −0.0240 |
| | (0.0492) | (0.0492) | (0.0422) | (0.0422) |
| 月收入水平 | 0.1524 *** | 0.1532 *** | −0.0253 | −0.0247 |
| | (0.0211) | (0.0211) | (0.0201) | (0.0201) |
| 医院等级 | −0.0303 | −0.0295 | −0.0583 † | −0.0580 † |
| | (0.0339) | (0.0339) | (0.0307) | (0.0307) |
| 考虑患者心理和精神情况 | −0.3233 *** | −0.3244 *** | −0.0760 † | −0.0767 † |
| | (0.0479) | (0.0479) | (0.0440) | (0.0440) |
| 考虑患者社会和文化情况 | 0.0031 | 0.0041 | −0.0376 | −0.0370 |
| | (0.0423) | (0.0423) | (0.0378) | (0.0378) |
| 医患关系预期 | −0.5812 *** | −0.5799 *** | −0.5065 *** | −0.5060 *** |
| | (0.0277) | (0.0278) | (0.0254) | (0.0254) |
| 所在地区<br>（东北地区=0） | | | | |
| 东部地区 | 0.4398 *** | 0.4422 *** | 0.1302 | 0.1316 |
| | (0.0962) | (0.0962) | (0.0806) | (0.0807) |
| 中部地区 | 0.6807 *** | 0.6831 *** | 0.1651 † | 0.1665 † |
| | (0.1135) | (0.1136) | (0.0991) | (0.0992) |
| 西部地区 | 0.5291 *** | 0.5312 *** | 0.0955 | 0.0969 |
| | (0.1058) | (0.1057) | (0.0911) | (0.0912) |
| 截距项1 | −0.6539 † | −0.6354 † | 0.7121 * | 0.7210 * |
| | (0.3401) | (0.3402) | (0.3240) | (0.3238) |
| 截距项2 | −0.5823 † | −0.5638 † | 2.9452 *** | 2.9543 *** |
| | (0.3399) | (0.3399) | (0.3307) | (0.3306) |
| 截距项3 | −0.5381 | −0.5195 | 3.7216 *** | 3.7308 *** |
| | (0.3398) | (0.3399) | (0.3353) | (0.3351) |
| Wald 卡方检验 | 900.04 | 903.71 | 596.74 | 596.38 |
| P 值 | <0.001 | <0.001 | <0.001 | <0.001 |
| 样本数 | 12180 | 12180 | 12180 | 12180 |

注：（1）括号内为稳健标准误；（2）$^†p<0.1$，$^*p<0.05$，$^{**}p<0.01$，$^{***}p<0.001$。

在诊疗时间与科技认知对医患冲突的影响方面，模型一和模型三的结果显示，诊疗时间的增加，可以在一定程度上显著减少医患冲突的发生，假设 1 得证。并且在模型一中，医生的科技认知对医患冲突的争吵具有显著正相关，即医生越信赖科学技术和设备带来的效率，就越容易和患者产生争吵，假设 2 得证。

在诊疗时间与科技认知交互作用对医患冲突的影响方面，根据模型二和模型四，诊疗时间与科技认知的交互项系数都显著为正，即伴随科技效率认知程度的提升，诊疗时间对医患冲突的负效应会逐渐减弱。也就是说，医生的科技认知越高，通过增加诊疗时间来消解医患冲突的效应就会越弱。尤其在模型四中，当医生的科技认知达到一定程度时，诊疗时间同患者威胁、恐吓医生的频率的系数甚至出现了为正的趋势，即增加诊疗时间反倒会激化医患矛盾，医患之间出现"话不投机半句多"的情况。

医生很容易就觉得，我说的这些东西我自己很熟悉。但病人或者家属可能根本就听不懂医生在说什么。（访谈编号：BJ202106LZG）

假设 3.2 得证，相应的竞争性假设 3.1 未被证实。可见，在医患双方都能够处于解决问题的语境氛围中时，虽然医生的科技效率认知会削弱沟通时间，减少医患冲突，但即使具有较高科技效率认知水平的医生，如能够保持一定时长的医患沟通，仍然可以起到减少医患冲突的作用。然而，面对容易进入负面情绪状态的医患互动，尤其是容易激动的患者时，可能使医生在沟通过程中的科技效率认知被理解为一种脱离日常的冰冷，进而可能放大冲突。在这种情况下，继续要求医生增加和患者的互动时间就是不明智的，而需要第三方的介入。

在保持变量和样本与主模型相同的前提下，我们选取有序 Probit 模型（Ordered Probit Model）作为主模型进行稳健性检验，其中主要自变量及相应的交互项系数与主模型一致，结果见表4.3。

表 4.3　稳健性检验

| 变量 | 模型一 | 模型二 | 模型三 | 模型四 |
|---|---|---|---|---|
| 诊疗时间 | −0.0027** | −0.0028** | −0.0013 | −0.0013† |
|  | (0.0009) | (0.0009) | (0.0008) | (0.0008) |
| 科技效率认知 | 0.0306† | 0.0305 | −0.0040 | −0.0044 |
|  | (0.0164) | (0.0194) | (0.0180) | (0.0180) |
| 诊疗时间×科技效率认知 |  | 0.0016† |  | 0.0015† |
|  |  | (0.0009) |  | (0.0008) |
| 控制变量 | 控制 | 控制 | 控制 | 控制 |
| Wald 卡方检验 | 900.62 | 903.90 | 571.77 | 571.33 |
| P 值 | <0.001 | <0.001 | <0.001 | <0.001 |
| 样本数 | 12180 | 12180 | 12180 | 12180 |

注：（1）括号内为稳健标准误；（2）† p<0.1，* p<0.05，** p<0.01，*** p<0.001。

　　此外，在主模型的结论基础上，为了进一步证明医生科技效率认知对诊疗时间和医患冲突之间关系的作用，我们基于医生科技效率认知水平将医师划分为两个群体，选择"完全不同意""同意""一般"的被归为"低科技效率认知"群体，选择"同意""完全同意"的被归为"高科技效率认知"群体，从而对这两个群体进行异质性检验（见表4.4）。可以看到，对于争吵型的医患冲突，虽然高科技效率认知医生的诊疗时间增加对医患冲突的减弱作用不如低科技认知的医生，但效果仍然显著。但对于患者实行恐吓威胁的医患冲突而言，即使高科技效率认知医生群体的诊疗时间增加，也无助于医患冲突的减弱，其系数虽不显著但已经为正。这也从另一个方面说明，当医患冲突已经脱离沟通而转向情绪时，高科技效率认知的医生群体不仅不应该再增加诊疗时间，而且应该出于保险起见选择回避。

表 4.4 异质性检验情况

| 变量 | 低科技效率认知 | 高科技效率认知 | 低科技效率认知 | 高科技效率认知 |
|---|---|---|---|---|
| | 与患者发生争吵 | | 受到患者恐吓威胁 | |
| 诊疗时间 | −0.0093** | −0.0035* | −0.0034* | 0.0019 |
| | (0.0034) | (0.0017) | (0.0017) | (0.0020) |
| 控制变量 | 控制 | 控制 | 控制 | 控制 |
| Wald 卡方检验 | 232.69 | 681.68 | 141.45 | 456.07 |
| $P$ 值 | <0.001 | <0.001 | <0.001 | <0.001 |
| 样本数 | 2970 | 9210 | 2970 | 9210 |

注：（1）括号内为稳健标准误；（2）* $p<0.05$，** $p<0.01$。

## 四 站在两端的医患角色

诚然，患者的首要诉求是治好病。但看好病不仅与技术有关，还与医疗资源的分配格局等其他客观因素有关。在这些客观限制必然存在的前提下，增进医患沟通的效果的确是一个减少医患冲突的可行路径。

对患者的关心，可能有时候可以抵消患者对医疗的部门或者是其他方面的一部分（看法）问题。（访谈编号：LZ202102YHT）

但通过交互模型的结果可见，相比于认为科技使得医患沟通减少而增加了医患冲突，更可能的一个原因和解释是，科技介入了医患沟通之中，改变了医患双方的沟通模式，或者说沟通默契。

医患沟通的一边是需要情感安慰和日常话语的患者。

我们国家的病人其实很好沟通，很多时候你安慰他就好了。（访谈编号：CD202306LK）

我觉得我做得比较好的，就是为什么这么做？为什么吃这个药？你为什么会有这个症状？我还会详细解释一下原因，而且会用一些很通俗的例子。（访谈编号：CD202306LBY）

　　但是这种日常话语体系却往往带有情绪和感性，背后离不开不同患者的生活经历和个人观念。在陌生社会的当下，初次见面的医患未必能很快建立这种默契："（患者）他有很多想法，有的家属非常多心思，他有些心思不说，但你不懂的话，你就摸不到他（的心思）。"（访谈编号：QZ202102HYS）这就导致医生即使在技术上没有出错，也可能招致患者的不满。"（外科大夫）现在只要你做了手术，你就错了，不管是这个手术你做得对与不对、后期有没有出现什么并发症，病人只要说不舒服，你就全错了。"（访谈编号：DT202102FMY）但医学伦理和医院规定让医生又必须面对患者的诉求："你只能说，病人的诉求总是有合理性的，人家有想法，你就要去给予合理的解释。"（访谈编号：QZ202102HYS）另外，日常话语体系涉及的并不只是患者个人，而是一种涉及社会角色的社会行为。"医疗永远也不是一个单纯的科学行为，虽然它是一门科学，所有的基础都是从科学研究出来的，但是你所有的行为都是一种社会行为和理念。"（访谈编号：BJ202106BDF）尤其是在以家为中心的中国文化体系下，家庭在医疗角色中扮演了极为重要的角色。"家里人说什么都好使，他（指患者）觉得我会害他，但自己家里人不会（害他）。"（访谈编号：BJ202208LYG）这也使得医生不仅要面对患者，还要说服家属，"家属十分重要，不管患者多坚持，只要说通了家属，就都好办；哪怕患者说通了，说不通家属，那也做不下去"（访谈编号：CS202306JJB）。

　　患者和其家庭、社会关系等多个角色的卷入，也引发了对同一问题的不同理解和态度，让医患沟通的难度进一步加大。

　　一件事情有对的一方面，也有错的方面，可能都有问题，但哪

个多？哪个少？每个人角度不一样，理解不一样，就造成了一部分误解。（访谈编号：BJ202106ZXF）

我这人喜欢说话，喜欢和人交流，有信心摆平。但其他医生不行……我常说你们（科室其他医生）要换个想法说话，知道病人真正是在要什么，但是他们转换不过来。（访谈编号：CS202306JJB）

医患沟通的另一边是生活和话语都浸没在现代医学和科研的医生。

一方面，以科学技术为代表的现代理性使诊疗过程变得高度体系化和标准化。医生在诊疗中的话语体系和流程也越来越远离日常话语所强调的"分寸"，"我的很多师弟师妹都是只能说什么病，其他一句话说得多了、说得少了，病人就不满意……我常说他们科研做多了就不会说人话了"（访谈编号：CD202306LK）；和日常实践所谓的"灵活"，"有一个病人头天住院，第二天做检查，当时诊断不清，第二天检查他又没做完，又到第三天了。结果第三天他就不干了。他就觉得说我来了三天了，你都没给我定个病……（和医生）吵了一架"（访谈编号：DT202102FMY）。

另一方面，现代理性也改变了社会关系的建立模式。在社会专业化加深的当下，医生更倾向以专业人士的身份与患者建立联系，而不愿卷入日常社会交往。

你可以问我，找我看病没问题，包括在微信上找我看病也没问题。但是朋友圈是我的生活圈，跟工作不一样。（访谈编号：QZ202102HYS）

除了医患关系不能有其他任何关系，大家都有各自的想法，那样早晚要出事，弄得连工作都没了。（访谈编号：CD202306LK）

当然，很多医生也理解患者心理社会层面的重要性，"人文精神的忽视，就是过分关注于组织器官。而患者作为一个人，他的心理社会层面也十分重要……人文教育应该跟上。否则的话（医生）就是一个冰冷的手术架，读化验单的机器"（访谈编号：BJ202106LDF），明白需要多了解病人，"看病不光是看心肝脾肺肾，你看的是这个人，这个人为什么得这个病？我们需要了解更多……时间再多一些"（访谈编号：BJ202106LDF）。但是医生毕竟经历了十多年的现代医学专业化培养，带有着现代社会的工作压力和效率理性，要让其在诊疗劳动外再付出更多的情绪劳动和感性精力也是强人所难。

> 很多医生在（看诊）的时候都焦头烂额的，也会发点脾气，脾气再好也会发脾气。（访谈编号：QZ202102HYS）

> 人的精力是有限的，（医生）要发文章，要看文献，有可能家属来打扰，肯定心里也不痛快，有时候难免言语上有问题。（访谈编号：LZ202102YHT）

在这两种沟通模式的生硬碰撞下，就会造成"对话不等于沟通，时间不等于结果"（访谈编号：CS202304YYX）式的医患沟通窘境。医患沟通性质的改变，使得沟通反而成为医患关系的障碍。此时所谓的"权力"观念反倒变成一种副作用，即患者难以接受，甚至拒绝接受超出自己理解的知识体系。

因此，虽然我们的量化模型显示，科技改变了医患的沟通体系，使得医患沟通时长越长，医患冲突反倒可能越多，但这并不代表我们就应该以此减少医患沟通的时间，而是提醒着我们，医患关系是一个复杂且矛盾的过程。正如一位医生说：

　　总是有病人会缠着问很多细节，（你）说了（他）听不明白，（你）不说（他）又说你态度差，跟他讲，他还是听不懂，说重复几次他又说你态度差。（访谈编号：CD202305SL）

　　可见这一过程远非简单将诊疗时间变为量化指标就可以解决。其中是医疗与社会、现代与后现代的深层话语震荡。这一冲突也就造成了当前建议只能停留在呼吁患者理解医生、医生倾听患者、医院给医生减负等方面而无法发挥实质作用。因此，面对科学效率和人文情感的二元冲突，我们要想兼顾对患者和医生的体谅，就需要超越医患二元角色和"权利之眼"的二分，[①] 在此之外寻找一个连接医生与患者的通路。

　　对于医疗技术的发展，我们还是看到它很积极的东西，（这种发展）确实帮助很多病人减轻了痛苦，延长了生命，但是我们也需要看到它不好的东西……我们需要反问自己，也正是因为这种反问，才促进了疗护学科的发展。尤其是我们国家老龄化速度不断加快，包括家庭结构的改变、医保费用的持续增长等都需要我们去反思。（访谈编号：BJ202106LZG）

## 五　连接劳动与交往的双重属性

### （一）结构主义的困境——专业话语的壁垒

　　如前所述，伴随现代医学发展，医学话语体系走上了独立于生活话语的道路，医生获取了超越性知识权威，医疗脱离于日常成为社会的一

---

　　① 吕小康、王丛、汪新建、郭琴：《多重不确定风险及其应对——儿童血液病病房中的医患信任研究》，《社会学研究》2021 年第 6 期。

个结构性功能，成了一个围绕着自然身体的劳动。从而，这一体系为我们塑造了一个围绕着身体的、泾渭分明的医疗结构秩序，即医生从专业化的角度告知患者关于身体的病情，提供身体治疗，拥有解决身体问题的知识权力，同时也担负起使患者的身体康复的责任。患者则被套上了一个求助者的弱势角色，交出自己的身体并配合治疗成为他们的义务。尤其是在陌生人的现代社会中，传统医患的朋友关系不再存在。

该过程中，医疗技术将患者个体排除在外，看到的是被还原成器官的身体和没有什么生物性差异的患者个体。医患交流的目的就是使双方明确和接受自己的角色定位，进而履行义务。沿着这种思路，我们很容易地就将医患冲突归结为了，患者因技术鸿沟而愈加缺乏关于身体的知识。而医生或因技术进步而产生了知识傲慢，不愿与患者进行解释和沟通，进而恶化了医患关系，造成了医患冲突。从而，我们以指标的形式来限定医患的交流时间，试图通过这种可测量的手段来强化医患沟通。可是交流时间的增加反倒可能增加医患冲突。

这是因为技术所遇到的问题本身就是其背后的逻辑所造成的，[1] 即技术针对的是自然领域，看到的是作为身体的患者，而不是作为人的患者。所谓给予患者的义务和指导，旨在不断提供有关于身体的知识，进而拔高患者对身体康复的期待，使患者在履行义务的背后要求康复的权利。这种将医患关系建立在让患者承认医生话语的科学性，使患者忽略了自己无法参与治疗的过程，从而更关注身体康复的结果。这只会让病人把服从看作一种交换，进而将交流中的冲突以更大的代价延后。试图用技术手段打败技术问题，用量化治理技术去调和专业科学技术的思维模式，最终只能陷在技术逻辑的循环。[2] 从而使得再多的交流也只是科

---

[1]　陈刚、谢佩宏：《信息社会还是数字社会》，《学术界》2020 年第 5 期。

[2]　任学丽：《医学技术主义对医患信任的消极影响与应对》，《中国医学伦理学》2019 年第 10 期。

技的传声筒。因此，我们需要弥合的是科技所形成的思维与社会思维之间的断裂，而不是用技术的思维逻辑来填补技术与交流的冲突。

后现代理论带回了被现代性所忽略的话语和身体，即社会具有多元的话语体系，并不存在一个统一的、不言自明的结构性功能和医患角色。并且医疗过程也不可能将身体和人相分割而成为单纯的知识讲授劳动，必然需要回到双方的话语互动和交往中。但不同的人有不同的话语系统，沟通本身是一种话语默契的建立和双方平衡的达成。但是病人更依赖于一种生活化的寓意解释，而医生则更倾向于一种专业化的科学解释。所谓"话不投机半句多"，如果医患沟通之中，医生和患者无法就医学话语、疾病话语达成共识，过度的交流反而会强化技术对人的排斥，反倒适得其反，产生了冲突。因此，即使医患双方的合作意愿没有改变，治病救人的出发点和目标也没有改变，但合作过程因话语不同而无法搭建，那么合作也无法实现，甚至产生冲突。

### （二）解构主义的矛盾——多元话语的冲突

为了批判原子化专业分工的现代性所带来的人的高度同质化，后现代理论带回了被现代性所忽略的话语和身体，提出要重新关注人的存在，重新找回人的感性价值。病人更依赖于一种生活化的寓意解释，而医生更倾向于一种专业化的科学解释。所以，医患沟通本身是一种话语默契的建立和双方平衡的达成。

但是，后现代理论的批判只针对了现代性的同质化，并未触及其背后的原子化。这导致感性的回归只关注到了个体自身，将自己与外界的联系都归结为权力的建构、话语的故事、资本的控制和意识形态的灌输。这种以自己为主体、以自我感受为准则的个人主义，容易将社会联系中的"碰撞"演化成情绪上的"对抗"。患者对医生专业术语的听不懂，很容易演变成无法决定自我感受和无法参与到自我康复进程的无助，进而产生被控制的负面情绪。当碰到晦涩的专业话语时，患者就容易认为医生是在用具有科学理性的话语符号侵犯其知情权。因此，过度的交流反而会强化技术对人的排斥，反倒适得其反，产生了冲突。

这种个人主义会误导个体与外界的社会关系。患者在要求医生共情时，却没有共情于医生。既然疾痛的感受是主观的，两个同病患者无法拥有相同的疾痛感受，医生需要跳出医患身份上的二元分立，而看到每个患者的多元个体特征。那么相应地，也无法要求未患病的医生必须完完全全地体会到病人的疾痛感，从而能够多元化对待不同的病人。并且，在后现代理论反对专业化所带来的权力规训时，并未考虑到专业化的背后蕴含着人的主体性。传统医学体系本身基于日常生活经验，传统社会的医生自然与患者有着共同的话语基础。但是现代医学下，医生的培养过程，从客观上决定了他们的话语体系与日常生活是相脱离的，抑或说专业的医学话语就是他们日常生活的一部分。医患交流中的专业化话语并不是他们在主观使用权力。既然站在患者立场不能要求患者用劳动的理性来看待自己的身体，那么同样，从医生的角度出发，也不能要求医生用交往的感性来驱动专业化的知识。

因此，虽然后现代理论为我们提供了一个关于医患关系现状的结构性解释，却也带有着后现代"只破不立"的弊端。现代性的医患二分固然过于简单粗暴，但提供了一个便于归类和遵循的社会规范。后现代性反对单一秩序、提倡多元个体特征，固然怀有人文思想，但也造成了每一个个体的话语都要求被关注，给有限的医疗资源和医生精力带来了巨大的压力。在这种情况下，即使医患双方的合作意愿没有改变，治病救人的出发点和目标也没有改变，但合作过程因话语不同而无法搭建，那么合作也无法实现，甚至产生冲突。回到哈贝马斯将现代社会的互动关系分为人与自然互动的劳动领域和人与人互动的交往领域。对医疗而言，劳动和交往却难以分割。如果我们试图将医疗看作是一种人与自然的劳动，就会招致"医学帝国主义"的批判，[①] 而将医疗看作是一种人与人的互动交往，则会罔顾客观资源限制，抹杀医生群体的劳动付出，滑向医疗是不是服务业的争论。[②] 最终无论让医生低头，或是患者低头，无论是所谓权力观念，还是所谓多样性，都是"从一个极端走向另一个极端"，仍然在二元对立中兜兜转转，无法摆脱医患关系的困境。

### （三）超越二元的连接——寻找医患之外的通路

事实上，无论是带有医生权威结构的科技话语，还是强调患者生活特征的后现代话语，二者都没有错，其目的都并非试图打破医患合作，而是治愈疾病。因此医疗的属性决定了其不是感性或者理性的二选一，而是效率与人文的兼顾。现代医疗既是科学技术的劳动，也是一种社会协商的交流。需要专业话语和日常话语兼而有之。但是毕竟科学语言与日常生活早已分道扬镳近 400 年，要求社会大众人人具有科学话语基础已然困难，更遑论在科学专业化高度体现的医学中具有相应的对话能力。

医疗同时具有劳动与交往的双重属性。一方面，医学是含有交往的劳动过程，劳动属性带有明确的理性目标，但其中的交往却以不掺杂理性的情感交流和感性意志为目的，而意志无法由理性来说服和调和。[③] 要让感性能顺应于理性目标，就需要找到一条可以消解或转移患者的感性意志的路径。从中国特色传统医学来说，其中尤以家庭作为人们情感的发生地，对每个人都有着超越于理性的信任，是与患者感性情绪共情的最佳负载。[④] 访谈中医生们也都提到患者家人的重要性。而埋在家背

---

① 韩俊红：《医学脱嵌于社会——当代西方社会医学化研究述评（1970—2010 年）》，《社会学研究》2020 年第 2 期。
② 王辰：《善良是医生的第一素养》，最后访问时间：2024 年 7 月 31 日，http://news.cctv.com/2020/02/21/ARTIXtsgm8nxMOLfASWGVoSV200221.shtml。
③ 威尔·杜兰特：《哲学的故事》，北京：新星出版社，2013 年，第 237 页。
④ 罗婧：《社会代偿的失灵：医疗转型中的道义悖论》，《学术月刊》2023 年第 10 期，第 125—136 页。

后的，就是中国文化中那一份"将心比心"的自己人的信任。另一方面，医学是含有劳动的社会交往。交往需要参与者具有可以相互理解的话语体系，而现代社会的劳动又要求了专业性的存在。因此在两种话语都不可或缺的前提下，就需要找到专业性话语和生活话语的翻译机制。事实上，专业性所带来的话语体系分化，其差异性并不亚于不同的语言体系。如同现实中不同语言使用者交流一样，医患双方也需要一个对方语言的翻译机制。

因此，如何既能通过关注与陪伴进入患者的情感内心，获取患者的情感信任，又能具备一定的专业知识，转译医生的专业性话语，就是我们增进医患沟通、降低医患冲突的一个尝试方向。当前，"健康中国"战略中的家庭医生制度建设和社会中出现的陪诊师这一职业，就是将专业性与情感关怀相结合的有效探索。第一，家庭医生可以定期主动关心所负责家庭的健康情况并提供基本检查，形成与家庭成员的长期情感互动和信任；陪诊师则在患者就医时，从心理和情感层面为患者提供安慰，缓解患者因病情带来的焦虑和就诊等待过程中产生的烦躁情绪。第二，家庭医生可以以"自己人"的身份，对患者的一些轻微症状和医院医生医嘱处方上面的问题进行专业性解惑而不引起患者的反感；陪诊师则可以在患者就诊时，将医生的诊断和患者的疑虑进行翻译，既节省医生在诊疗中的不必要沟通投入，也能使患者更好地接受医生的专业化指导和建议。

第五章

# 外溢机制：从单位吸纳到绩效强化

医师与患者之间的关系是诊疗实践过程的核心，也是医院管理、医疗卫生政策制定的基础。良性的医患关系有利于医师准确了解疾病、合理做出诊断和患者得到及时、有效救治，也有利于医疗机构有序运转和达成救死扶伤、以人民健康为中心的服务宗旨。然而，改革开放以来，我国的医患关系似乎越发紧张，突出地表现为医患信任缺失、医患纠纷增加和极端暴力伤医事件的涌现。① 医患关系的紧张、特别是不断出现和升级的极端暴力伤医事件，不仅给当事医师以极大伤害，也在社会层面对整个医师群体、医疗机构以及国家的医疗体系造成极度负面的影响。

与之不同的是，过去几年形势严峻的新冠疫情防控期间，我们也看到医患关系的良性和崇高一面：面对疫情肆虐，广大医师和医务工作者不辞辛劳、长期坚守一线，甚至甘冒生命危险救治病人，体现出救死扶伤、守护病人健康、以生命为最高宗旨的人本主义医学精神，以及相互体谅的医患关系。

---

① 徐昕、卢荣荣：《暴力与不信任——转型中国的医疗暴力研究：2000～2006》，《法制与社会发展》2008 年第 1 期；姚泽麟、赵皓玥、卢思佳：《医疗领域的暴力维权及其治理——基于 2015 年媒体报道的内容分析》，《社会建设》2017 年第 1 期；石任昊：《医疗实践演变与卫生现代化》，《社会发展研究》2023 年第 2 期。

医患关系的前述两个截然相反的结构形式说明，医患关系深受医疗体制的影响，日常情境和抗疫动员下不同的医疗体制会塑造出截然不同的医患关系，医疗体制改革也可能改变医患关系。在此背景下，我们亟须考察改革开放四十多年后，日常医疗体制塑造了一种怎样的医患关系，该医患关系结构是否如现有研究普遍认为的那样越发紧张？更进一步，我们还将探讨日常医疗体制如何制造医患纠纷，特别是如何将某些医患纠纷从医疗体制内部外溢至社会层面？显然，对这些问题的考察，将有助于我们更准确地认识当前医患关系的结构形式、了解医疗体制塑造医患关系的方式、把握医患纠纷的外溢机制，以及从医疗体制层面反思改善医患关系的策略方向。

本章将首先利用"中国医师调查"数据资料，包括问卷数据、访谈资料、档案材料等，呈现当前医患关系的"两极化"特征，即绝大多数医患之间关系稳定和小概率医患纠纷并存的结构形式；其次将在简要回顾已有研究的基础上提出，应从医疗体制治理结构转型的角度对当前"两极化"医患关系进行分析；随后根据所提出的分析框架和所收集的经验材料，从2009年新一轮的医疗改革以来愈来愈明显的绩效型医疗治理体制的角度，分析"两极化"医患关系的形成原因，强调绩效治理体制对医患关系的规制和对医患纠纷外溢的影响；最后基于研究发现，反思绩效型医疗体制的改革方向并提出小概率医患纠纷的疏解之道。

# 一 两极化医患关系及其影响

基于"中国医师调查"的资料，我们发现，当前的医患关系呈现一种独特的"两极化"关系结构，即绝大部分医患之间关系稳定有序，但小部分医患关系恶化僵化。在此关系结构中，医患纠纷也体现为小概率特点，即从统计学意义上来说，医患纠纷的发生实际是一种小概率事件。具体而言，这种两极化医患关系结构主要表现在以下方面：

首先，绝大多数医师与患者的关系是有序、稳定和良性的。调查数据显示，受访医师在日常诊疗实践中，与患者发生争吵的频率很低，高达83.13%的被访医师从医以来几乎没有和患者发生过争吵。在争吵之外，图5.1的数据进一步表明，医师被患者投诉和威胁的比例也非常低，绝大多数医师（分别为83.96%和79.56%）从医以来几乎没有被患者投诉或威胁过。由此可见，当前的医患关系绝不是普遍趋于恶化；相反，医患关系的主体并未受到医患争吵、患者投诉或威胁的影响，医患关系总体有序和稳定。

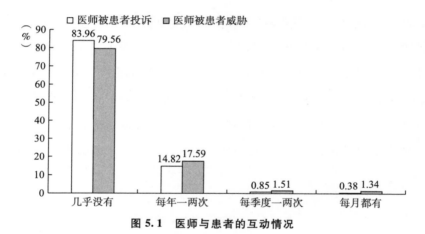

图5.1　医师与患者的互动情况

其次，与医患关系的主体有序、稳定相关，医患纠纷的发生实际上是一种小概率事件。调查数据显示，医师与患者之间发生争吵的频率较低，每周一次和每周两三次争吵的频率分别只有0.90%和0.54%。医师被患者投诉和威胁的频率更低，如图5.1所示，每季度一两次和每月都有被投诉的医师分别只有0.85%和0.38%，相应的频率下被威胁的医师分别为1.51%和1.34%。不仅如此，B市某医联体投诉记录也显示，该医联体包括23家医院，但投诉中心平均每天收到的电话、来访等投诉普遍在10起以下。由此可见，从统计学意义上来说，医师与患者之间的争吵、医师被患者投诉或威胁等，算为小概率事件。

再次，上述小概率事件被放大和固化，形成医患关系极度恶化的一极。表5.1的数据显示，医师对总体上有序、稳定和良性的医患关系的正向态度严重偏低，对小概率发生的投诉、威胁等医患纠纷态度却极度偏高。其中，医生认为医患关系和谐与非常和谐的比例分别仅为12.16%和0.96%，对医患纠纷不害怕和根本不害怕的比例分别低至7.66%和1.90%，皆严重低于客观上总体有序、稳定和良性的医患关系比例。与之相反，认为医患关系紧张、害怕医患纠纷的比例分别高达50.65%和58.06%，严重高于原本只有小概率发生的医患纠纷。更有甚者，对医患关系感到非常紧张、对医患纠纷非常害怕的比例分别达到13.00%和13.65%。与此同时，医师对医患关系未来改善的预期也非常之低，乐观和非常乐观的比例分别为15.71%和2.01%，不乐观和非常不乐观的比例分别高达31.26%和16.57%。由此我们看到，有序、稳定和良性的医患关系被严重低估，小概率发生的医患纠纷被极度放大和扭曲，甚至固化为一种难以改善的结构，形成一种"小恶放大""小恶难治"的扭曲局面。

**表5.1　医师对医患关系的态度**

单位：%

| 医师对医患关系评价 | 非常和谐 | 和谐 | 一般 | 紧张 | 非常紧张 |
|---|---|---|---|---|---|
| | 0.96 | 12.16 | 36.23 | 37.65 | 13.00 |
| 医师对医患纠纷态度 | 根本不害怕 | 不害怕 | 一般 | 害怕 | 非常害怕 |
| | 1.90 | 7.66 | 32.38 | 44.41 | 13.65 |
| 医师对医患关系预期 | 非常乐观 | 乐观 | 一般 | 不乐观 | 非常不乐观 |
| | 2.01 | 15.71 | 34.46 | 31.26 | 16.57 |

最后，前述"小恶放大""小恶不治"的小概率医患纠纷造成极为严重的医患互动后果，并严重损害了医师的职业声望。调查数据表明，为了规避潜在风险，高达86.54%的医师为了保险起见，在患者患有某种

疾病可能性不大的情况下，仍会建议其进行相应的检查。小概率医患纠纷的放大和固化也冲击了医师的职业声望，尽管大部分医师希望自己终身从医，但超过一半的医师不愿意子女继续从医，仅 13.75% 的医师表示愿意子女从医（见图 5.2）。

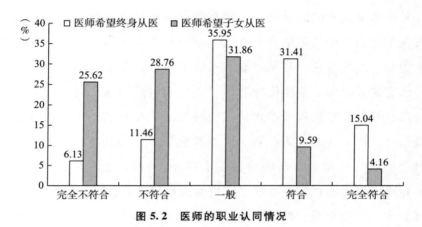

图 5.2　医师的职业认同情况

以上分析表明，当前医患关系呈现一种两极化的结构形式，医患关系的主体有序和稳定，医患纠纷仅为小概率事件；但在当前的医疗体制下，小概率医患纠纷被极度放大，甚至固化为"小恶不治"的顽疾，从而加剧了医患关系的两极化色彩；而且，"小恶放大""小恶不治"的医患纠纷催生出医师的规避风险行为，并对医师的职业形象产生了严重的不利影响。显然，这种主体有序、稳定与小概率纠纷放大、固化相结合的医患关系结构形式与当前学界对医患关系的判断大不相符，其形成的原因和机制也需要专门探讨。为此，我们首先要在回顾现有关于医患关系研究文献的基础上，提出新的分析思路；进而需要考察，有序、稳定的医患关系主体如何得到规制？小概率医患纠纷如何出现？后者又如何外溢和升级，以至于造成"小恶放大""小恶不治"的严重负面后果？

113

## 二  行政、市场与绩效：医疗体制治理结构
## 转型下的医患关系

对于改革以来的医患关系，现有研究普遍认为，与改革之前的集体化时期相比，无论是医生与患者之间的信任关系、沟通互动关系，还是医患纠纷、医患冲突，甚至是暴力伤医等事件，都呈现不令人满意的趋势。已有研究指出，集体化时期尽管也有因医疗资源匮乏、医师技术水平有限、基于诊疗过程和技术缺陷而导致的医疗事故，但彼时的医患信任度很高、医患沟通较为顺利、医患冲突较少，而且很少出现医患纠纷向社会层面外溢和暴力伤医等极端事件。① 然而，改革开放之后，大量研究指出，医患信任持续下降，医患沟通愈发困难，医患冲突频率上升、范围扩大、烈度增强，并且有持续外溢趋势，暴力维权、暴力伤医等极端事件更是不断涌现和趋于上升。② 在学术研究之外，媒体对某些医患纠纷和暴力伤医事件的大肆渲染和连篇报道，也从社会舆论的层面巩固了民众的医患关系恶化印象。

现有研究以集体化时期的医患关系为参照，从行政性医疗体制向市场化医疗体制改革的角度，分析和解释改革以来医患关系不尽如人意的成因和后果。已有研究指出，集体化时期医疗资源较为薄弱，即便出现

---

① 贾吉庆、李洪河：《新中国成立初期的医院整顿》，《当代中国史研究》2022 年第 5 期；胡悦晗、韩平阳：《新中国成立初期城市医疗事故纠纷的因应机制》，《医疗社会史研究》2017 年第 2 期；石任昊：《医疗实践演变与卫生现代化》，《社会发展研究》2023 年第 2 期。

② 汪新建、王丛：《医患信任关系的特征、现状与研究展望》，《南京师大学报》（社会科学版）2016 年第 2 期；涂炯：《医闹的道义和权力"游戏"》，《甘肃行政学院学报》2016 年第 1 期；朱力、袁迎春：《现阶段我国医患矛盾的类型、特征与对策》，《社会科学研究》2014 年第 6 期；徐昕、卢荣荣：《暴力与不信任——转型中国的医疗暴力研究：2000~2006》，《法制与社会发展》2008 年第 1 期；姚泽麟、赵皓玥、卢思佳：《医疗领域的暴力维权及其治理——基于2015 年媒体报道的内容分析》，《社会建设》2017 年第 1 期；石任昊：《国家卫生建设与医患纠纷生产——民国时期与当代的比较研究》，《社会学评论》2022 年第 4 期。

医疗事故但医患关系相对稳定，这源自单位制对潜在医患纠纷的吸纳：彼时医疗机构和医疗资源完全国家化，医师群体也附属于医疗单位；城市单位职工和农村公社社员分别依靠工作单位和所在大队支付医疗费用，并通过严格行政化的双向转诊制度有序就医；如因医疗失误出现医患纠纷，医疗单位对附属医师展开政治化的批评教育，单位或大队则对相关病患提供支持、安抚和补偿，确保了医疗纠纷的快速化解。由此形成医疗资源薄弱背景下的医疗服务较广递送、分级有序就医、单位保障病患和吸纳潜在纠纷的医患关系。[①]

然而，集体化时期的行政性医疗体制被市场化改革替代，医患关系也就此不如人意。市场化改革首先大幅削减了公立医院的财政支持，将绝大多数医疗机构转变为自负盈亏的准市场主体；市场化的医疗机构为了维持自身运转和追求更高利润，普遍采取以药养医、通过医疗服务获利、机构间彼此竞争等市场化逐利方式运作；与此同时，患者则从单位制的保护下甩向社会，在不健全的医保制度下，长期依赖个人和家庭应付疾病；由此形成医院逐利、医师职业自主性滥用、分级诊疗失序、病人负担沉重、医患纠纷激增等后果，医患关系也随着医疗机构市场化改革的推进而不断恶化。[②] 在市场化医改背景下，还有一些研究从医患摩擦、医疗纠纷治理失效等方面，进一步揭示医患纠纷爆发和升级的机制。[③]

---

[①] 姚泽麟：《近代以来中国医生职业与国家关系的演变——一种职业社会学的解释》，《社会学研究》2015 年第 3 期；胡悦晗、韩平阳：《新中国成立初期城市医疗事故纠纷的因应机制》，《医疗社会史研究》2017 年第 2 期；石任昊：《医疗实践演变与卫生现代化》，《社会发展研究》2023 年第 2 期。

[②] 朱恒鹏：《医疗体制弊端与药品定价扭曲》，《中国社会科学》2007 年第 4 期；萧易忻：《中国医疗体制转型中的"双向运动"》，《文化纵横》2016 年第 5 期；姚泽麟：《在利益与道德之间：当代中国城市医师职业自主性的社会学研究》，北京：中国社会科学出版社，2017 年。

[③] 涂炯：《医闹的道义和权力"游戏"》，《甘肃行政学院学报》2016 年第 1 期；张晶：《正式纠纷解决制度失效、牟利激励与情感触发——多重面相中的"医闹"事件及其治理》，《公共管理学报》2017 年第 1 期；聂洪辉：《"医闹"事件中"弱者的武器"与"问题化"策略》，《河南社会科学》2010 年第 5 期；陈家建、张文琼：《地方政府处理社会矛盾的"分级应对"——以 S 省 M 市医疗纠纷为例》，《公共行政评论》2019 年第 3 期。

尽管既有研究突显了从行政性到市场化的改革对医患关系的不利影响，但现有文献忽视了一个重要事实，即中国医疗机构的市场化是一种行政主导型的市场化，政府仍实质性地控制着绝大多数医疗资源和医生法团，并可以出于新的治理目标重新干预医疗机构运作。[①] 事实上，在医疗体制市场化改革推行多年之后，针对市场化医改造成的医院逐利、无序就医、患者"看病难、看病贵"等问题，国家在 2009 年起即启动了新一轮医疗改革，并在其后至今陆续出台了一系列对医疗体制影响深远的改革政策。[②] 在很大程度上，新医改遏制了医疗市场化造成的某些弊病，对医疗机构进行了重新规制，取得了多方面的积极效果，包括建立基本药物制度纠偏"以药养医"、完善城乡医保制度大幅减轻患者医疗负担、加大基层医疗投入缓解无序就医，以及从医院目标、产权制度、人事制度、薪酬制度等方面推进现代医院治理。[③] 无疑，在新医改及后续相关政策的规制下，医疗机构在延续市场化运作的同时，也在很多方面改变了运作方式，其变革的根本方向，是在回归以人民健康为宗旨的组织目标下，通过强化对医师、医疗、医院等层面的科学化、理性化、绩效化管理，重建被早期市场化改革所冲击的组织合法性。

显然，新医改对医疗机构的重新规制及其形成的新绩效特点的管理体制，可能对医患关系、特别是医患纠纷产生重要影响。但现有研究对绩效体制与医患关系间的关联机制明显关注不够，从而对医患关系的结构形式、医患纠纷的发生机制等的判断也可能出现偏差。由此可见，对

① 白威廉、麦宜生：《政治与市场：双重转型》，载于《市场转型与社会分层——美国社会学者分析中国》，边燕杰、卢汉龙、孙立平主编，生活·读书·新知三联出版社，2002 年；周其仁：《病有所医当问谁》，北京大学出版社，2008 年；顾昕：《行政型市场化与中国公立医院的改革》，《公共行政评论》2011 年第 3 期。

② 朱恒鹏：《新医改研究文献综述：2008~2009》，《经济学动态》2009 年第 10 期；董志勇、赵晨晓：《"新医改"十年：我国医疗卫生事业发展成就、困境与路径选择》，《改革》2020 年第 9 期。

③ 董志勇、赵晨晓：《"新医改"十年：我国医疗卫生事业发展成就、困境与路径选择》，《改革》2020 年第 9 期。

当前两极化医患关系结构的分析，需要放在医疗体制治理结构转型的背景下进行考察，凸显医疗体制治理结构从行政性、市场化到绩效化变迁对医患关系的深刻影响。

　　基于以上分析，我们认为，集体化医疗在革命和社会主义建设的国家目标下，缔造了"服务工农""联系群众"等医疗目标，医疗机构以此为基础进行运作，医生依附医疗机构开展诊疗活动，患者得到单位和医疗机构等保障，尽管因医疗资源匮乏和医疗技术不足而频繁出现医疗事故，但医患关系总体稳定，医患纠纷普遍被单位吸纳。与之相对，市场化医改再造了国家与医疗机构的关系，通过引入市场化治理机制，重构了医疗机构的运行方式，造成医疗机构普遍逐利，医生职业被异化，患者负担沉重，医患关系功利化、工具化，医患纠纷趋于升级和恶化。然而，自新医改以来，国家针对市场化医改造成的弊端，加大对医疗机构的投入、重新强调以人民健康为中心的目标、通过基本医保制度建设减轻患者的负担，再次重构国家与医疗机构间的关系。在国家的新型规制下，医疗机构在保留市场机制的同时，越来越依赖绩效化运作，通过强调医学知识、医疗技术、对医生的管理、医患沟通等科学化、程序化、理性化等绩效规则，兼顾医院的逐利目标和国家的新治理目标。在此背景下，医患关系将表现出新的结构特点，医患纠纷的调解方式也将发生变化。图5.3简单呈现了对当前两极化医患关系的分析思路。

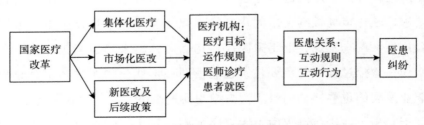

**图 5.3　医患关系与医患纠纷形成的分析思路**

## 三　绩效体制及其对医患关系的规制

面对前文调查资料已揭示的两极化医患关系，我们首先要解释的问题是，为何绝大部分医患关系实际上是有序、稳定，乃至良性的呢？显然，市场化医改的解释难以回答这一问题。按照市场化医改的解释逻辑，国家对医疗机构的投入严重不足、医疗机构以市场化的方式自负盈亏、患者倾向于将就医过程视为"购买—消费"关系并背负了沉重负担。在这一解释逻辑下，逐利的市场化医疗机构和医师服务，必然异化医师的诊疗行为和医患关系，造成医患关系趋于恶化的后果。然而，如上文所述，当前的医患关系实际是一种两极化的结构形式，医患关系的绝对主体仍然有序和稳定。我们认为，国家针对市场化医改产生的问题所进行的新医改和由此形成的绩效化医疗体制，有利于我们理解当前医患关系的两极化结构形式。接下来，我们将首先呈现当前医疗体制愈发明显的绩效化治理特点，并阐明其对医患关系的规制机制。

### （一）医疗体制的绩效化治理特点

新医改以来，医疗体制呈现出越来越强烈的绩效化治理特点，主要表现为通过强调医疗技术、医学知识、医患沟通等科学化、理性化、标准化的运作方式，来改进诊疗过程和对医师的管理，以应对国家的新医改要求、软化市场机制突出的逐利特征以及重建被市场化医改冲击的组织合法性。调查发现，近年来医疗机构和医师越来越强调医疗技术和医学知识在诊疗过程中的重要性，也愈发凸显形式化的医学知识对医师个人职业发展的重要性，同时还大力推动促进医患互动的形式化沟通。

近年来，在诊疗过程中引入更多的医疗技术、强调科学化的医学知识，成为以科学技术和科学知识规制医师诊疗行为和医患关系的重要方面。调查数据表明（见图5.4），医师普遍对诊疗过程中引入医疗技术持积极态度，认为引进先进医疗设备有助于改善诊疗效果（仅 3.95% 的医师对此持不同意见）。与此同时，医师也对现代医学知识持积极态度，认为每种疾病都有一套科学化、体系化、标准化的诊疗方案（仅 10.35% 的医师对此持不同意见）。由此可见，在医疗体制的规制下，医师对先进的医疗技术和医学知识形成了牢固的认同和信念。

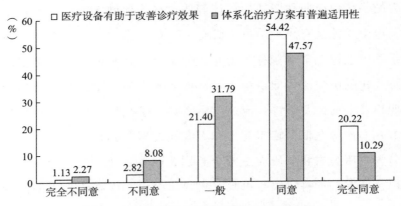

图 5.4　医师对医疗技术和医学知识的看法

　　与上述医师对现代医疗技术、医学知识高度认可，甚至是坚定信仰的态度相关，调查发现，医师对非科学化和非标准化的民间医学技术和医学知识基本持否定态度。调查数据显示，医师对江湖郎中、医疗偏方、亲友经验、民间中医，乃至网络问诊等医疗形式的评价都很低，远远低于他们对现代技术化、科学化、标准化和机构化的医疗形式的认可。①

　　不仅如此，绩效化的医疗机构还极为强调通过制度化的文化资本和形式化的医学知识管理医师。访谈发现，医师的培养需要漫长的学校教育、规培实习和临床经验积累，且近年来学历、师承、所进入的科室等对年轻医师的成长愈发重要。在职称晋升过程中，各类资格考试成绩、

---

　①　调查中我们对各种医疗形式进行赋值，在从低到高、0~10 分的分值范围内，医师对江湖郎中、医疗偏方、亲友经验的评价最低，分别只有 2.48 分、3.11 分和 3.67 分，民间中医和网络问诊的分值分别是 5.28 和 5.38。

论文等科研成果成为最重要的指标，后者包括不同数量和级别的论文发表、课题申请等多方面刚性要求。调查数据表明，医师平均每天用于科研的时间为 1.53 小时，其中，科研时间 3 小时及以上的医师比例为 13.10%，2~3 小时的为 24.47%。① 进一步的数据分析发现，较低职称、较高级别医院的医师，面临的科研压力更大。笔者对西南某三甲医院一位优秀的临床中级职称医师的访谈表明，尽管他做手术的水平在该科室一流，但由于他没有博士学位、没有发表足够多的论文，以他当前的条件几乎不可能评上高级职称。为此，他决定考在职博士，将更多的时间用于形式化的医学课程知识学习。在他看来，博士学位和更多的论文发表是职称晋升的必要条件。他还向笔者详述了他所在的科室进行论文生产的方式。该科室根据临床能力和形式化的医学知识生产能力，大体将医师分为临床为主和科研为主两个类别，两者之间形成了稳定的医学知识生产合作方式：科室领导每晚召集科研会议，以临床为主的医师及管培助理提供案例和数据，以科研为主的医师进行分析和论文撰写。这样的科研会议每天都会进行，时长至少半个小时。显然，对前述那位医师来说，临床优秀远不足以让他晋升职称，他必须在科研上同样优秀，才能突破职称天花板。

在考试、论文等科研要求之外，越来越多的医疗机构将申请课题纳入考核和晋升要求。一些级别较高的医疗机构模仿研究型大学（很多医疗机构本身就是研究型大学的附属机构），将国家级、省部级课题作为医师考核和晋升的重要标准。由此可见，文凭、资格证书等制度化文化资本和论文、课题等形式化的医学知识生产，已成为绩效化医疗体制规制医师的非常重要的方面。

此外，医疗体制为了规制医师行为和医患关系，越来越强调医师以寒暄、礼貌、言辞等方式与患者进行沟通，并要求医师在诊疗过程中考

---

① 此外，科研时间 1~2 小时的医师占比 27.81%，1 小时以下的占比 34.62%。

虑患者的心理、经济社会背景等因素。医师也认为，诊疗过程中积极与患者沟通、获得患者的信任和尊重非常重要。调查数据表明，绝大多数受访医师都同意，诊治疾病首先要获得患者的尊重和信任，并且要让患者理解医师诊疗行为的含义（见图5.5）。

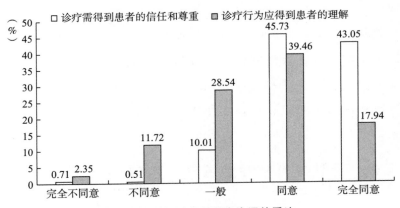

图5.5 医师对积极医患沟通的看法

## （二）绩效化医疗体制对医患关系的规制

上文的分析表明，新医改以来，针对市场化医改的某些弊病，医疗体制强化了绩效化治理，突出地表现为通过科学化、标准化、形式化的医疗技术、医学知识、医患沟通等对医师和诊疗行为进行规制。我们发现，在很大程度上，绩效化规制合理化了医患关系，从多个方面有助于有序、稳定，乃至良性医患关系的形成。

一方面，先进医疗技术的引进在很大程度上改进了诊疗过程并提升了诊疗效果。在调查中，当我们反向询问"先进医疗技术和设备的引入是否使医患关系变差"时，同意该观点的医师较少（占比21.48%），绝大多数医师并不认同该观点。访谈资料也显示，医师对新兴医疗技术进入诊疗过程多持肯定态度，医疗设备的检验结果也成为医师诊疗所依赖的最重要的科学证据。

另一方面，绩效化医疗体制从形式化医学知识方面对医师进行规制，也提升了医师的准入门槛、医学科学知识水平，有助于医师对特定疾病进行科学判断。调查数据显示，绝大多数医师被导入医学科研轨道，承受着较大的科研压力，需要利用紧张诊疗之外有限的时间进行充电和学习。①

与此同时，绩效化医疗体制对诊疗过程中医患沟通的强调，也有利于医师了解患者的疾病并让患者理解医师的诊疗行为，从而有助于医患关系向互动、有序和良性方向发展。图 5.6 的数据显示，医师普遍认为医患沟通时寒暄、礼貌和使用积极言辞，有利于形成良性的医患关系。

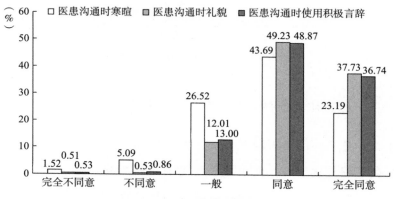

图 5.6　医师对积极沟通的看法

而且，在实际的诊疗过程中，医师不仅关注患者的疾病，也主动关心患者的心理和精神状态、经济条件和社会文化习惯，并考虑患者的医保类型（见表 5.2）。由此可见，医疗体制对医患沟通的强调已内化为医师诊疗过程的一部分，几乎所有医师都会从患者的角度促进医患沟通。

---

①　当询问医师对科研压力的感知时，仅 8.14% 的医师认为发表论文、申请课题的压力不大。

表 5.2　医师对患者疾病之外因素的关注情况

单位：%

| | 没有关注 | 偶尔关注 | 一般 | 经常关注 | 总是关注 |
|---|---|---|---|---|---|
| 关注患者心理和精神状态 | 0.44 | 1.36 | 17.45 | 54.87 | 25.88 |
| 关注患者经济条件 | 1.3 | 2.58 | 20.88 | 51.47 | 23.78 |
| 关注患者社会文化习惯 | 0.44 | 1.36 | 17.45 | 54.87 | 25.88 |
| 考虑患者医保类型 | 4.13 | 4.15 | 25.25 | 44.29 | 22.18 |

从上述分析中可以看到，为应对市场化医改造成的某些弊病，在新医改的推动和压力之下，医疗机构体现出越来越强烈的绩效治理特点，突出地表现为通过强化先进医疗技术、现代医学知识、理性医患沟通等方式规制医师行为和医患关系。在绩效治理的规制下，医师表现出对先进医疗技术、现代医学知识的强烈信仰，并将大量时间投入制度化的文化资本积累和论文发表、课题申请等职称评定要求的科研任务之中，同时在诊疗过程中进行积极、理性的医患沟通。在很大程度上，绩效治理对医师行为和医患关系的规制软化（至少隐藏）了市场化医疗的某些弊端，通过科学化、理性化、形式化和标准化的医疗技术和诊疗行为规制医患关系，促进了合理、有序、稳定，乃至良性医患关系的形成。医疗体制的绩效治理有助于我们理解医患关系的主体为何能够有序和稳定。

## 四　小概率医患纠纷及其外溢

然而，当前医疗机构的绩效化治理也有明显的短板，不仅未能彻底匡正市场机制的逐利弊病，自身也会带来医患摩擦。更加重要的是，医疗机构的绩效化治理还会与逐利的市场化机制相结合，带来新的医患纠纷并放大某些医患问题。下文的分析将表明，医疗机构市场化的逐利机制、绩效治理机制以及两者的结合，都在不同层面制造医患纠纷，后者在某些社会因素的介入下，让原本小概率发生的医患纠纷外溢并放大，进而对医疗机构和医师群体产生极为不利的负面影响。

（一）绩效化治理下的医师压力

尽管新医改以来医疗机构的绩效化治理矫正（至少是软化或隐藏）了市场机制的某些逐利弊病，但改革以来奠定的国家与医疗机构关系特别是医疗机构某些关键领域的市场行为并未改变，市场机制仍然给医师造成很大压力。更重要的是，市场机制与新兴的绩效治理机制可以相互结合，共同给予医师巨大压力。

调查表明，当前医疗体制下，医师不仅感受到巨大的创收压力，还承受着沉重的业绩考核压力。如图 5.7 中的数据所示，近一半的医师明确表示承受着较重的创收压力（仅 14.16% 的医师认为创收压力不大），这意味着创收仍然是医师诊疗行为的一个重要考量，市场化的逐利机制仍然深刻影响着医师诊疗行为，也塑造着医患关系。

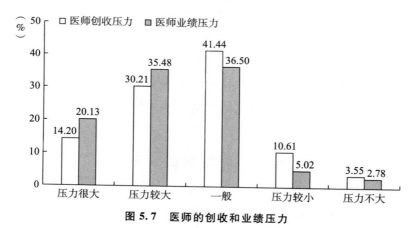

图 5.7　医师的创收和业绩压力

图 5.7 的数据还显示，超过一半的医师承担着较大的业绩压力（仅 7.80% 的医师表示压力较小或不大）。该数据明显高于医师所承受的创收压力，反映了医疗机构突破单维的市场化逐利机制管控医师诊疗行为，进而代之以更加综合性、理性化的绩效治理机制规制和管理医师。显然，

在纯粹的市场化逐利机制之外，市场机制和绩效治理相结合、逐利行为被纳入更综合和合理的绩效指标，成为医疗机构考核医师的重要机制，也成为医师承受的巨大压力的来源。

在以上情况之外，绩效治理机制本身也是医师压力的一个重要来源。上文已述及，尽管先进医疗技术和现代医学知识提升了医师对疾病的诊断能力和诊疗效率，但也大幅增加了医师的科研、考核等压力。不仅如此，通过科学化、理性化、标准化的医学技术和医学知识推进绩效治理，也会进一步拆解整体性的诊疗过程、增加更多诊疗程序并对诊疗程序间的分工和协作提出更高要求。这种情况导致的诊疗程序碎片化和烦琐化，也对医师形成了巨大压力。调查数据表明，高达 50.15% 的医师认为诊疗过程中不必要的工作程序和烦琐操作消耗了其过多精力（仅 13.84% 的医师认为不存在前述情况）。

因此，我们看到，医疗体制的绩效化运作尽管在很多方面软化、矫正或隐藏了某些市场化的逐利行为，但当前的医疗体制仍保留了相当程度的市场化运作特点，对医师构成巨大的创收压力。更加值得注意的是，绩效治理可以和某些市场机制相结合，共同影响医师的诊疗行为，让医师承受着更大的业绩考核压力。此外，绩效治理本身由于强调先进医疗技术、现代医学知识，不仅在考核、科研方面给医师以较大压力，还进一步拆解了原本完整的诊疗过程，让医师面对日趋分化、烦琐和碎片化的医疗程序，从而承受着诊疗程序本身带来的压力。下文的分析将表明，前述对医师的治理和规制，都可能成为医患纠纷的潜在来源。

## （二）绩效化治理下的医患纠纷

医疗机构通过强化绩效治理矫正、软化、隐藏甚或延续市场机制，造成医师在上述业绩、创收、科研和诊疗方面的压力的同时，也增加了医师的工作强度、加快了医师的工作频率、规范但拆解了医师完整的诊疗过程，在提升诊疗规范性和效率的同时，也从多个层面造成一系列医患纠纷。

　　医疗机构以科学化、技术化和理性化的方式规制医师和诊疗过程，甚至在兼顾市场化逐利目标的同时达成组织合理化目标，首先增加了医师的工作强度和工作频率。调查数据表明（见表 5.3），医师诊疗的时间通常较长、诊疗的病人较多，但平均给每个病人的时间却十分有限。平均而言，医师每周工作 5.8 天，每天出诊 7.8 小时，每天接诊 26.41 个病人，每位病人得到的诊疗时间为 16.91 分钟。其中，多达 21.64% 的医师每周工作 6 天以上，有 18.96% 的医师每天出诊 10 小时及以上，另有高达 38.94% 的医师每天接诊病人 30 人及以上。其结果是，高达 51.09% 的患者得到的诊疗时间在 10 分钟以下，更有 11.24% 的患者仅能得到 5 分钟以下的诊疗时间。如果加上日益强调的科研时间，医师的工作时间更长、接诊压力更大，也更可能引起一部分医生与患者的互动不足，甚至是负面互动。

表 5.3　医师的不同诊疗人数和时间的占比情况

| 医师每日接诊人数 | 50 人及以上（%） | 30~49 人（%） | 20~29 人（%） | 10~19 人（%） | 10 人以下（%） | 均值（人） |
|---|---|---|---|---|---|---|
| | 16.16 | 22.78 | 17.16 | 24.9 | 19.01 | 26.41 |
| 医师每日出诊时长 | 12 小时及以上（%） | 10~12 小时（%） | 8~10 小时（%） | 6~8 小时（%） | 6 小时以下（%） | 均值（小时） |
| | 7.08 | 11.88 | 52.89 | 13.27 | 14.89 | 7.80 |
| 医师诊治每位患者时长 | 30 分钟及以上（%） | 15~30 分钟（%） | 10~15 分钟（%） | 5~10 分钟（%） | 5 分钟以下（%） | 均值（分钟） |
| | 15.19 | 14.99 | 18.73 | 39.85 | 11.24 | 16.91 |

　　我们对 B 市某三甲医院医联体投诉中心的参与观察和来访登记记录的分析显示，该医院所在的医联体接到最多的医患纠纷投诉，来源于患者对医师诊疗态度的不满。表 5.4 是从众多投诉记录中摘取出来的一些投诉医师诊疗态度不好的案例，从中可以看到，医师在诊疗过程中出现

的态度问题分布在各个科室，并且诊疗态度欠佳与医师承担了过多的诊疗任务直接相关。① 事实上，我们对医师的访谈也表明，每天过长的工作时间、过多的患者接诊以及每个患者过少的诊疗时间，很容易让一部分医师失去耐心、难以甚至不愿和患者深入交流，进而增加医患之间的摩擦，造成潜在的医患纠纷。

表 5.4 医师诊疗时间和态度问题导致的医患投诉

| 案例 | 投诉形式 | 医院科室 | 投诉内容 | 处理方式 |
|---|---|---|---|---|
| 1 | 来电 | 皮肤科 | 患者到皮肤科做光疗，大夫说耽误其下班，让他跟其他排队的人商量，征得其他人同意后，大夫仍不给做，后由其他大夫给做。反映大夫态度不好 | 返回科室处理 |
| 2 | 来电 | 肾内科 | 患者家属来电，称带其家人来看肾内科 Z 大夫的门诊，其间问 Z 大夫病情，Z 大夫态度不好，患者对其诊断治疗也不满意。患者几分钟就被打发了，要求退挂号费 | 返回科室处理 |
| 3 | 来电 | 血管外科 | 反映 L 大夫态度不耐烦，对家属提出的问题不作专业解答，家属提出服药方法可否写在病历本上，大夫只瞟了其一眼；问有什么注意事项，说没有，大夫缺乏耐心，家属要求回复 | 返回科室处理 |
| 4 | 来访 | 心内科 | 患者及家属由保安带来，情绪较为激动，投诉心内科 S 大夫态度不好，对患者的询问极其不耐烦，说"我不和你辩，你就是药盲，你就是文盲"。患者难以接受，与大夫发生争吵，要求处理当事人，并要求换其他大夫诊治 | 返回科室处理 |
| 5 | 来电 | 普外科 | 患者 Y 女士来电，称自己要在普外科做乳腺穿刺，找到了 7 诊室的杨大夫，开始杨大夫答应给其加号开单，但后来又说下午 4 点多了，还有几个患者，加不了。病人情绪激动，认为大夫"耍"她 | 与大夫沟通后加号 |

与此同时，绩效化的医疗机构偏向于从先进医疗技术和现代医学知

① 当然也与医师对科学化的医疗技术和医学知识的笃信相关，后文将详细分析。

识的角度对医师和诊疗过程进行规制，也强化了医师在诊疗过程中更加依赖医疗设备的检查结果、形式化的医学知识和不同科室之间的明确分工和协作等诊疗行为，从而可能制造与患者的冲突。表 5.5 的案例显示，部分医师不仅会从形式化医学知识的角度对疾病作出解释，而且在一定程度上也体现出对医学知识的垄断地位和与患者的距离；他们在诊疗过程中非常依赖科学化、技术化的诊疗结果，甚至将医疗设备的检查结果作为诊疗推进的前提；而且，他们的工作依赖于科室间的明确分工，即疾病应当精确地归属某一对应的科室。

表 5.5 中的案例还表明，当医师过度依赖形式化的医疗知识和技术化的诊疗设备，并对患者表现出知识上的疏离、态度上的漠然、程序上的烦琐和科室间的推诿时，绩效治理也就会走向其反面，成为潜在医患冲突的来源。更进一步，当我们考虑创收、业绩、科研等维度的绩效治理带给医师的多重压力和漫长的工作时间时，前述因形式化医学知识和科学化医疗技术所造成的医患纠纷，无疑可能进一步相互强化，让医患纠纷变得复杂和扩大。

表 5.5　医师诊疗技术和态度问题导致的医患投诉

| 案例 | 医院科室 | 投诉内容 |
|---|---|---|
| 1 | 眼科 | 反映 X 大夫态度恶劣，患者询问其病情，他不作回答，开药也不经患者同意，不让患者自己选择，只说"国产进口都一样，你就用国产的吧" |
| 2 | 皮肤科 | 患者来看皮肤科 S 大夫门诊，认为 S 大夫说话强硬，像在教训人 |
| 3 | 骨科 | 患者反映，M 大夫一会儿说验血的单子没有，一会儿说 CT 检查没做，电脑里没有检查项目，在分诊台或袋子里，大夫也没看，认为 M 大夫态度不好 |
| 4 | 神经内科 | 投诉神经内科 Y 大夫。患者因头晕就诊，大夫为患者开具大量放射检查。患者因 4 月在本院进行过体检，要求不做检查，后大夫告知其不做检查第二天会脑梗。之后做颈椎 X 光片，做完后找 Y 大夫就诊，Y 大夫告知不能看，需要去骨科就诊，认为大夫推脱，不负责任 |
| 5 | 耳鼻喉科 | 患者因头晕到神经内科急诊就诊，后检查 CT/MRI 结果无大碍，被建议到耳鼻喉科治疗。到耳鼻喉科检查前庭功能正常，大夫再次要求到神经内科治疗。患者认为医生间相互推脱 |

对 B 市医联体投诉中心的参与观察和来访登记资料的分析还表明，大量医患冲突实际上与医师和患者的诊疗互动无关，而只与医疗机构的基层事务管理混乱有关。此类基层事务在核心的医师诊疗过程之外，却涵盖了患者进入医院到离开医院的几乎所有环节。表 5.6 是从大量投诉档案记录中摘录的一些案例，从中我们看到，挂号、分诊、打印病历、医师接诊的顺序、护士的工作、出院和医保的报销等，都可能成为患者不满的来源。

表 5.6　医疗机构基层事务管理导致的医患投诉

| 案例 | 医院科室 | 投诉内容 |
|---|---|---|
| 1 | 急诊科 | B 先生称其家人心脏不舒服，在医院等了 4 个小时后也未看上病，并认为医院工作人员态度不好。问分诊台在哪？（工作人员）回答，分诊台还不知道？认为病人太多，工作人员态度不好，要求对医务人员加强培训 |
| 2 | 收费中心 | 上午到一楼 7 号窗口挂号，当排队前面还有 4 位时，L 先生看一直未挂号，便上前问 7 号窗口工作人员还能否挂号。连问 4 声，对方也未回答，患者便敲了敲窗口并再次问能否正常挂号。工作人员没好气地大声嚷道，没看我在弄电脑吗？你不愿排队就别排了！患者回答，有你这样回答的吗？工作人员说，我就这样说，电脑坏了，我给你挂什么号？ |
| 3 | 病案科 | 患者称自己去复印病历，年轻的女工作人员态度特别凶，骂人，她不依不饶，还玩手机 |
| 4 | 泌尿科 | 患者家属 M 先生投诉病房护士态度恶劣。在没有提前告知和商量的情况下，强行要求患者更换病床，患者不能理解 |
| 5 | 肾内科 | 该病人为 H 大夫患者，家属投诉：1. 肾内科护士不负责任，未看清患者检查项目，导致患者憋尿一夜；2. 未能按照护士交代的时间办理出院手续，导致住房延期一晚；3. 认为科室对外地患者存在歧视 |
| 6 | 生殖中心 | 患者试管后怀孕，今日复查。到挂号窗口挂号，被告知不能挂号，让去三层询问。三层分诊台告知可以挂号并给一层挂号室打电话。后患者要求挂 F 大夫的号，被告知无号，建议患者挂普通号或者找 F 大夫加号。投诉挂号室人员不从患者角度着想，来回折腾患者 |

此外，我们对投诉档案资料的梳理还发现，进出医院的停车、保洁和保安的行为、挂号和检查等的顺序、缴费项目的模糊、办理出院的手续等与诊疗过程关系更远的基层事务，也是患者不满和投诉的来源。由此可见，当前医疗机构绩效化治理的注意力主要在医学技术、医学知识、医师管理、诊疗过程规制等核心医疗任务，却忽视了对基层支撑性事务

的管理，从而形成纯粹事务性的投诉和患者与医疗机构间的纠纷。

以上分析表明，医疗机构的绩效化治理对市场逐利弊病的纠正、隐藏和延续，在规制医师行为和医患关系的同时，也由于过于强调业绩、创收、科研、形式化的医学知识、先进医疗技术和专门化的科室分工等，对医师造成多维度的工作压力。漫长的工作时间、庞大的诊疗数量以及平摊在每位患者身上极为有限的诊疗时间，这自然导致了部分医师诊疗态度的恶化，也会造成潜在的医患冲突和患者投诉；医师对形式化医学知识的掌控、对医学设备检查结果的依赖以及将诊疗过程在不同科室间切割和推诿，都可能引发患者的不满和抱怨；而医疗机构对与核心诊疗过程关系较远的基层事务管理的混乱和不足，成为患者不满、抱怨和投诉的另一重要来源。更加重要的是，绩效化治理制造的前述医患纠纷之间可能相互纠结、缠绕，在具体的案例中让潜在的医患纠纷复杂化和扩大化。

### （三）小概率医患纠纷的外溢机制

尽管当前的绩效化医疗机构可能通过上述机制带来了医患纠纷，但正如前文的调查数据和分析所显示，绩效治理实际上已规制并合理化、有序化了绝大多数医患关系，医患纠纷仅是小概率事件。显然，在本已是小概率事件的医患纠纷中，外溢到社会层面并对医疗机构、医师群体造成负面影响的医患纠纷更是少数事件。那么，由此产生的一个重要问题是，部分小概率医患纠纷如何外溢？下文的分析将表明，面对医患纠纷，医师主要寻求医疗机构内部制度化的方式化解矛盾、医疗机构出于绩效化治理的目的也主要选择低层级的分级处理方式，但患者往往会在矛盾解决期间失去耐心并进行社会动员，而媒体的不当介入，则会进一步放大小概率医患纠纷。

首先，从医师的角度来看，医疗体制内的制度化渠道是他们化解医患纠纷的最重要方式。图 5.8 的数据显示，当医师遇到医患纠纷时，除了继续保持和患者进行积极沟通外，最重要的是向上级、向医院相关部门求助，然后才是通过非正式的方式向同事、家人求助。仅有少部分医师愿意让医患纠纷外溢到医疗机构之外，选择法律途径化解矛盾。不过，也有少数医师出于种种原因，选择对医患纠纷搁置不管。由此可见，对医师而言，医疗体制内的制度化解决医患纠纷的方式极为重要。面对医患纠纷，他们根据上下级关系攀爬科层体制寻找化解办法，也根据科层体制内部的分工对相关医患纠纷进行分类和归口。医师的这种科层化、制度化、向上寻求矛盾解决的方式，也与医疗机构的绩效化治理对医师的规制相关，后者强调分工、协作、理性和效率，试图通过理性的科层组织规制医患关系。

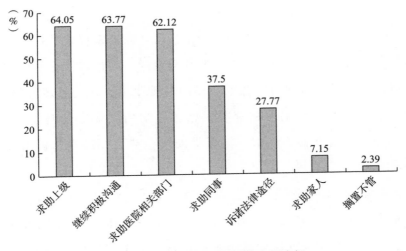

图 5.8 医师化解医患矛盾的主要途径

其次，从医疗机构内的医患纠纷处理部门来看，低层次、分类处理医患纠纷是其主要的行动逻辑。我们通过对投诉中心大量案例的处理方式的分析表明，纠纷处理部门主要是将纠纷事件转交给相关的责任医师或医师所在科室的领导进行解决。在此过程中，责任医师所在科室的党支部书记或业务负责人常常发挥着重要作用，他们要么与当事医师进行沟通责任其解决问题，要么通过科室的其他资源（如当事医师的同事）

化解纠纷。当医患纠纷涉及不同科室时，纠纷处理部门往往会同时联系相关科室的负责人，令其沟通解决。只有较重大的医患纠纷或患者反复投诉问题仍难以解决时，医患纠纷处理部门才会上报医务处或医疗机构党委，寻求更高层次的行政资源化解矛盾。

再次，尽管绝大多数医患纠纷在医患之间、患者—纠纷解决部门—相关科室之间予以解决，但仍有少数纠纷难以通过前述低层制度化方式化解，而是在患者与医师、医师所在科室之间循环往复，即便上升到医务室、医疗机构党委等更高行政层级，也不一定能及时、有效化解。此类小概率医患纠纷中的极端事件为医患纠纷外溢埋下隐患。

最后，患者的社会动员，特别是媒体的不当介入，促成前述医患纠纷外溢。我们在投诉中心和医师访谈中发现，患者家属及其社会关系通常是其可以动员的最重要、最直接的社会资源。大量难以化解的纠纷案例显示，患者家属通常情绪激动、提出各种要求，帮助患者升级纠纷。此外，如现有研究已揭示的那样，患者会动用"弱者的身份"、借用"道德资源"、越级表达诉求，甚至借助灰色势力，以表达诉求和升级事件。①

在医患纠纷的外溢过程中，媒体的不当介入发挥了关键作用。调查数据显示，高达 67.18%的医师明确表示，当前媒体对医患纠纷的报道与实际不符（仅 6.06%的医师认为媒体进行了完全属实的报道）。毫无疑问，媒体对小概率医患纠纷中的某些极端事件的不实报道，不仅曲解了医患纠纷本身，还放大了医患矛盾和制造了医患对立，并对医师的诊疗行为、医师群体的职业形象以及整个力图匡正市场化弊病的医疗机构本

---

① 聂洪辉：《"医闹"事件中"弱者的武器"与"问题化"策略》，《河南社会科学》2010 年第 5 期；涂炯：《医闹的道义和权力"游戏"》，《甘肃行政学院学报》2016 年第 1 期；姚泽麟：《在利益与道德之间：当代中国城市医师职业自主性的社会学研究》，北京：中国社会科学出版社，2017 年；张晶：《正式纠纷解决制度失效、牟利激励与情感触发——多重面相中的"医闹"事件及其治理》，《公共管理学报》2017 年第 1 期。

身造成巨大的负面影响。媒体对医患纠纷的不实报道，在很大程度上也塑造了社会公众对医师群体的看法。图5.9的数据显示，多达65.43%的医师认为，社会舆论形成了与医师群体实际不符合的形象（仅7.62%的医师认为社会舆论准确反映了医师形象）。这种偏差的（通常是负面的）医师群体形象认知，无疑对医师群体、医疗机构及其开展的诊疗过程都可能造成极为不利的影响，从而也固化了社会大众的"医患关系趋于恶化""医疗纠纷日益增长""医师群体丧失职业伦理""医疗机构唯利是图"等与实际不符的负面形象。

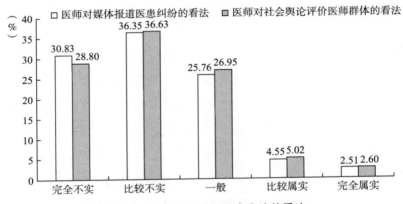

图5.9 医师对媒体和社会舆论的看法

以上分析表明，尽管绩效化医疗体制规制了绝大多数医患关系，但绩效治理及其与市场逐利机制的结合也从多个方面带给医师多重压力，使得医师对患者诊疗时间不足，容易引发诊疗态度负面并严重依赖医疗设备检验结果。并且，科室分工，乃至与诊疗无直接关系的基层事务性混乱管理等，也会制造医患矛盾。面对小概率的医患纠纷，医师主要寻求医疗机构内的制度化解决途径，医疗机构的纠纷化解部门也发展出低层级的分类化解办法，医患纠纷主要由责任医师和所在科室解决，极少数顽固纠纷会上升到医疗机构及其管理部门。然而，前述医患纠纷化解方式并不能有效解决所有小概率医患纠纷，其中的少数事件在患者的社会动员，特别是在部分媒体的歪曲报道之下向社会外溢。由此我们看到，由于绩效化医疗体制对潜在医患冲突的催化、对医患纠纷化解的失效，特别是当对患者社会动员和媒体不当介入的规制不足时，小概率医患纠纷中的某些极端事件就会溢出医疗体制，在社会层面被扭曲和放大，进而固化民众对医师群体和医患关系的负面形象。

## 五　嵌于国家治理的医疗体系

改革开放以来，我国医患关系的结构形式经历了重要变化，由此衍生的医患纠纷引起了社会大众、国家治理部门和学术界的高度关注。与现有研究普遍认为市场化医改造成医患关系持续恶化、医患纠纷趋于升级不同，本章指出，中国的市场化医改具有鲜明的行政化特点，国家及其医疗管理部门会出于新的治理目标，重新调整与医疗机构的关系，进而影响医疗机构的治理形式和医患关系的结构形式，并对医患纠纷的规制方式造成深刻影响。事实上，随着"以药养医""医师自主性滥用""患者负担加重"等医疗机构市场化逐利弊端的凸显，国家以新医改为契机，陆续出台一系列重大干预措施，力图以强化绩效治理的方式重建医疗机构的效率和合法性。基于此，本章建构了分析医患关系和医患纠纷形成的"国家治理目标—医疗机构治理形式"的分析框架，并根据"中国医师调查"所收集的经验材料，考察新医改以来医患关系的结构形式和医患纠纷的外溢机制。

研究发现，当前的医患关系实质上具有一种两极化的结构形式，即医患关系的绝对主体稳定、有序并向良性方向发展，医患纠纷仅为统计意义上的小概率事件，但其中的某些纠纷却被外溢，成为"小恶放大""小恶不治"的固化一极，对医患关系、医师群体以及医疗机构造成了极为负面的影响。这种两极化的医患关系结构形式，特别是其中的小概率医患纠纷的外溢、放大和固化趋势，与新医改以来医疗机构普遍强力推行的绩效化治理机制密切相关。医疗机构通过绩效化治理强调先进医疗技术、现代医学知识、理性医患沟通，提升了诊疗效果、提高了医师群体素质并加强了医患沟通，从而规制了绝大多数医患关系，形成了稳定、有序以及良性的医患关系主体格局。然而，医疗机构的绩效化治理并未彻底扭转市场化机制弊端，绩效治理本身及其与市场机制的相互结合，从绩效考核、创收压力、拆解完整的诊疗过程以及忽视诊疗过程之外的基层事务管理等方面，造成一系列潜在的小概率医患纠纷。面对医患纠纷，医师和医疗机构纠纷化解部门遵循科层化的、分类的化解方式，力图动员最小资源和根据理性分工原则将纠纷在科层制低层化解。但这种化解方式通常难以解决某些情绪化、非理性和高诉求的医患纠纷，并为患者的社会动员和媒体的不当介入提供了机会，后者的歪曲性报道不仅给当事医师和医疗机构以严重的负面影响，也放大并固化了社会大众的"医患关系趋于恶化""医患纠纷不断升级"等谬误的印象。

本章的研究结论表明，我国的医患关系结构形式和医疗纠纷的规制方式受到国家治理目标和医疗机构治理形式的深刻影响。在不同的历史阶段，国家出于不同的治理需求调整治理目标，重新建构与医疗机构的关系，通过强化特定的医疗机构治理形式影响医患关系和医患纠纷。基于本章的研究发现，我们可以简要比较不同时期国家塑造医患关系、规制医患纠纷的主要机制及其后果（见表5.7）。

表 5.7　国家塑造医患关系和规制医患纠纷的机制

| 类型 \ 历史时期 | 集体化时期 | 市场化时期 | 新医改以来 |
|---|---|---|---|
| 国家治理目标 | 革命和社会主义建设 | 市场化改革和减员增效 | 纠正市场化逐利弊端和重建公共服务机构合法性 |
| 国家与医疗机构关系 | 集体化、国家化 | 放权让利、自负盈亏 | 重新干预、重建机构合法性 |

续表

| 类型 ＼ 历史时期 | 集体化时期 | 市场化时期 | 新医改以来 |
|---|---|---|---|
| 医疗机构治理形式 | 行政化治理，医院为单位机构，医师依附医疗机构，完成行政任务 | 市场化治理，医疗机构成为准市场主体，医师成为服务递送者，完成市场任务 | 绩效化治理，医疗机构以先进医疗技术、现代医学知识、理性医患沟通管理医师，提高效率和组织合法性 |
| 医患关系 | 行政化的服务关系，医患关系层级化、有序化 | 市场化的服务关系，医患关系市场化、趋于功利化 | 绩效化的服务关系，医患关系两极化，主体稳定、有序，出现小概率医患纠纷 |
| 医患纠纷 | 因资源匮乏、技术短缺引发大量医患纠纷 | 因市场化关系、医师的逐利行为和患者负担沉重引发大量医患纠纷 | 因绩效化关系及其与市场化关系的结合引发小概率医患纠纷，其中一部分外溢并放大、固化 |
| 对医患纠纷的规制 | 单位吸纳，化解纠纷 | 市场恶化，纠纷升级 | 绩效强化，小概率纠纷外溢 |
| 社会影响 | 医师被批评教育、患者得到补偿和安抚，民众高度信任医疗机构 | 医师职业形象被严重扭曲、患者负担沉重，医患关系恶化，医疗纠纷升级，医疗机构合法性下降 | 部分重建组织合法性，但小概率医患纠纷外溢，某些极端纠纷放大并固化，形成"小恶放大""小恶不治"的负面形象 |

　　从表 5.7 的比较分析中可以看到，随着不同时期国家治理目标的转变，国家与医疗机构的关系也被重构，医疗机构的治理形式实现了从行政化到市场化、再到绩效化的转变，医患关系也从行政有序向市场恶化、再向两极化的结构形式变迁，对医患纠纷的规制方式也经历了从单位吸纳到市场恶化、再到绩效强化的重要转折。

　　在新冠疫情防控时期，我们看到医患关系发生了另一次重大转变。广大医师以救死扶伤为第一诊疗目标，甚至不惜以自身的生命为代价守护患者的身体健康。尽管仍然有相应的医患纠纷事件，但各方社会力量也开始积极介入，促使医疗与社会相互融通。事实上，本章的研究结论和以此为基础总结的比较分析框架，可以帮助我们理解这种医患关系结构形式的重大重构和医患纠纷的重新规制现象。显然，在重大公共卫生事件中，国家的治理需求集中在疫情防控、救死扶伤等治理目标，医疗机构的治理形式也随之发生重大调整，对医患关系和医患纠纷的规制也出现根本性的变化。当然，特殊时期的医疗机构治理形式、医患之间的互动方式的具体转变过程和机制，需要后续专门的经验研究进行探讨。

面对本章已揭示的新医改以来的绩效化治理及其形成的两极化医患关系形式，特别是小概率医患纠纷的外溢机制及其产生的不利影响，当前的国家医疗管理部门、医疗机构管理者和医师群体如何借鉴集体化、市场化和绩效化治理的长处，避免各自的不利影响，也成为需要后续研究的重要政策课题。从这个意义上说，本章的研究结论不仅具有解释当前两极化医患关系和小概率医患纠纷外溢的学术意义，也为后续的政策制定提供了重要参考。

## 第六章

# 沟通困境：努力的医生与意外的结果

在诊疗的过程中，医生与患者的沟通有着非常重要的作用，也直接影响了治疗的效果。从认识上而言，医生对于促进医患交流、努力实现良好的医患沟通是普遍重视的；但在实际的诊疗过程中，医生却时常遭遇难以获得患者的信任与配合的情况，甚至还常常面临着纠纷和冲突。本章着眼于医患沟通这一具体情境，通过"中国医师调查"的数据资料，讨论了影响医患沟通效能的因素。结果显示，毋庸置疑，医生重视与患者的交流、努力提升与患者的沟通效果的确能够在一定程度上促进患者的信任与配合，但当遇到患者怀疑医学、医生面临医院压力和社会误解的情况时，医生的努力就可能付诸东流，医患沟通的效能将大大降低。本章也通过进一步的深度访谈，勾勒了沟通效能受到损害的具体机制。可见，在医者角色备受多重冲击、医生面临多重压力的今天，靠医生单方面的努力沟通，是难以促进医生与患者之间的良好沟通和有效诊疗的，要实现这一目标，还需要社会各方力量的通力配合。

## 一 满怀期待的医者与困境重重的沟通

在诊疗实践中，和谐的医患关系有助于提升治疗成效、患者的治疗满意度、健康水平和整体生活质量。[①] 与其他的人际关系一样，良善的沟通是建立和谐医患关系的重要前提。传统中医重视通过多维度沟通，建立对病患的理解。名医扁鹊总结出的"望闻问切"四诊法本质上就是通过多种方式了解患者病情。与此类似，古希腊的希波克拉底也主张医者要对病人的生存环境和肌体有足够了解，进而以尊重患者生命为核心原则开展诊疗活动。

随着现代医学的发展，疾病的治疗场所从家庭内部转移到了医院这一专业机构之中，医患关系由此从熟人关系转向陌生人关系。[②] 尽管如此，大多数疾病的诊疗还是需要医生对患者有全面了解，而医患关系的陌生化使得了解的渠道大大减少。因而，医生问诊的言语沟通在治疗过程中越来越占据主导的作用。

多项调查显示，我国的医生非常重视医患沟通，广州市35家医院的1320名医生中，有85.00%的医生在医患沟通方面表现良好；[③] "中国医师调查"的数据也表明，大多数医生（占比为88.73%）在互动中重视温和语调、眼神交流的作用。然而，自2015年到2021年对我国136家三级公立医院医护人员的追踪调查显示，7年间，医患纠纷情况虽有所好转，但经历过纠纷的医生占比仍接近四分之一；[④] 2010年中国综合社会调查的数据表明，对医生的医术和医德持高信任态度的受访者只占20%左右。[⑤]

统计数据之外，患者对医生的不信任还引发了一系列医患冲突事件。

---

[①] 池上新、陈诚、王雪莲、刘米娜、Chi Iris、拜争刚：《提升患者信任的干预措施有效性的系统评价》，《中国心理卫生杂志》2018年第3期。

[②] 威廉·科克汉姆：《医学社会学》，杨辉译，北京：华夏出版社，2000年，第229页。

[③] 黄晓玲、戴良铁：《医生群体因素在医患关系中影响及评价》，《中国公共卫生》2016年第9期。

[④] 吴依诺、高菲、杨思琪、张轩、胡琳琳、马晶、刘远立：《我国136家三级公立医院医生视角下的执业环境变化》，《中华医院管理杂志》2021年第6期。

[⑤] 牛冠朝、刘军强：《信与疑之间——民众对医生"反常"信任的实证分析》，《社会学研究》2021年第3期。

浙江温岭袭医事件、民航总医院医生遇害事件、朝阳医院眼科医生遇袭事件等一系列针对医生的暴力袭击不时引发舆论关注，引发了巨大的社会反响。因此，我国各界都高度重视维护和谐的医患关系。"构建和谐医患关系"曾多次被写入我国政府的工作报告。部分地区甚至在医院中建立起了强制安检制度。例如，在 2020 年，北京市十五届人大常委会第二十二次会议表决通过了《北京市医院安全秩序管理规定》，按照规定，自该年度 7 月 1 日起，医院将建立安检制度，对扬言暴力、多次无理缠闹等高风险人员就诊可安排治安保卫人员陪诊；在受到暴力威胁时，医务人员可暂停诊疗。

医患沟通不畅，除了会导致部分恶性事件之外，还可能会助推一系列不良的就医风气，不利于健康医疗社会生态的建设。例如，许多患者在看病时喜欢通过人际请托的方式，托关系、找熟人、送红包，在某些地区，托关系就医甚至成为民间认同的一种必备的就医准备。具体而言，在 2013 年和 2017 年这两个年度的中国社会状况综合调查数据（China Social Survey，CSS）中，在近一年就医过程中有过请托经历的就医者在总体就医者中的占比分别达到了 11.13% 和 11.66%，这就表示，每十名就医者中，就至少有一人在就医时请托关系。从结果上看，统计调查发现，大部分就医过程中的请托者也都能如愿，根据 2017 年度的中国社会状况综合调查数据的分析显示，91.67% 的托关系者表示，通过请托顺利实现了看病就医。[①]

可以看出，医生在绝大多数时候都满怀希望、竭尽全力地建构良好的医患关系，但并不总能如愿以偿。医患之间似乎有着天然的障碍与隔阂，使得医生在诊疗过程中很难总是获得患者的信任与配合，甚至面临一定的纠纷和冲突。本章就从医患关系建设中"心有余而力不足"的医生出发，力图勾勒出那些会降低医患沟通效能的因素。具体而言，我们

---

① 比例系作者根据 2017 年度中国社会状况综合调查数据自行计算得出。

的研究问题是：在什么情况下，积极展开沟通的医生却无法得到患者的信任与配合？

从人际传播的角度看，医患沟通的效能不但与沟通过程高度相关，而且受到沟通发生的情境影响。因此，本章也从情境的视角出发，旨在探究诊疗过程中的沟通困境是怎么形成的。特别地，我们认为，来自医院管理的压力、医患之间的身份特质以及媒体塑造的宏观医患关系，构成了诊疗沟通的情境，并对诊疗沟通过程有着重大影响。

## 二 多重情境之下的医患沟通

### （一）至关重要而充满挑战的诊疗沟通

医患关系是基于疾病诊疗产生的人际关系。准确的诊断和有效的治疗不仅需要充分检查患病的组织和器官，还需要全面地了解患者的生活方式和身体状态。在现代社会中，诊疗过程越来越集中在医院内，医生与患者在医院之外几乎没有接触。这就使得医生对患者的了解过程被压缩到了有限的问诊时间中。因此，医患双方在有限的诊疗时间内的有效沟通也就非常重要。有鉴于此，在现存的研究探索中，骨科、妇产科、皮肤科等众多科室的医生都强调，要在诊疗过程中重视患者的主诉症状；研究者还呼吁，应该在医学教育中培养医学生的沟通能力、训练他们的交流技巧。[①]

对于医患关系的研究进一步表明，医患之间的沟通不仅十分重要，而且存在重重障碍。首先，从沟通起点上看，医患之间对"疾病"的定义就是不一致的：患者认为的疾病（illness）是身体偏离正常状态的不适感受，而医生则倾向于认为，只有经过检查和诊断的疾病状态

---

① 刘婵娟、李军红：《新常态下的医学人文教育：困境与出路》，《高等工程教育研究》2015年第 3 期。

（disease state）才是应该关注的问题，因此在诊疗过程中，忧虑的患者对自身不适状况的描述常常因为与"疾病状态"无关被医生打断。① 其次，医生在大多数情况下都掌握了医学知识的话语权，医患关系从话语权力结构上本就是高度不对等的，因此许多医生在对话中会不自觉地采取含有命令性口吻的交流方式。② 再次，即便医生希望与患者平等交谈，但严格的医学专业训练使得他们总是倾向于精确地描述病因和治疗方法，而精确的医学专业用语往往与日常话语并不兼容，这就增加了患者的理解难度。③ 最后，正如第五章已经充分显示的，在现代医院中广泛运用的信息技术设备，让医患之间的沟通更加困难。患者普遍反映，短暂的医患交流时间正逐渐被各类检查仪器和设备所占据，患者往往感觉医生在与仪器"对话"，而非关注自己的病症。进一步的研究发现，虽然医患沟通时长的增加能够降低医患冲突的发生频率，但医生科技效率认知水平的提升却会削弱这一作用。尤其在患者恐吓、威胁医生的医患冲突类型中，科技效率认知更强的医生增加沟通时间不仅不会减少冲突的发生，甚至有激化冲突的趋势。④

在这样的重重障碍之下，医患双方容易因沟通不当而引致冲突纠纷。一项对一家肿瘤专科医院的田野观察发现，部分医生习惯在诊疗沟通中采取支配型对话模式，其反问、否定和打断性的交流方式造成了沟通障碍乃至医患冲突。⑤ 相关统计调查在更大范围内确证了沟通不畅对医患

① 彭红、李永国：《医患沟通障碍的现象学诠释及对话调适》，《医学与哲学》（人文社会医学版）2008 年第 12 期。

② 刘瑶瑶：《话语、知识与权力——基于 J 市某三甲医院中就医行为的民族志案例分析》，《医学与社会》2021 年第 8 期。

③ 严予若、万晓莉、陈锡建：《沟通实践与当代医患关系重构——一个哈贝马斯的视角》，《清华大学学报》（哲学社会科学版）2017 年第 3 期。

④ 闫泽华：《沟通时长与医生科技效率认知对医患冲突的交互作用研究》，《社会发展研究》2023 年第 4 期。

⑤ 涂炯、亢歌：《医患沟通中的话语反差：基于某医院医患互动的门诊观察》，《思想战线》2018 年第 3 期。

关系的损害。比如，一项对锦州市五家医院的调查发现，"医疗人员的服务态度差"是患者认为的医患关系最重要的损害因素；[①] 而一项对 9 个省份 45 家医院的问卷调研同样表明，"医患沟通不畅"是医务工作者对医患关系紧张的最主要原因。[②]

相应地，诊疗过程中的积极沟通能够带来更高的患者配合度和满意度。有研究者针对医患沟通的录音文稿分析发现，从来没有被患者控告的医生同患者交流的时间比被控告过的医生平均多 3 分钟，并且这些医生通常更加幽默，更愿意听患者说话，在对话中更多用指导性而非命令式的语言。[③] 同样是使用这一份数据，有学者进一步分析发现，说话语气温和、表现出关心的医生，被患者控告的概率更低。[④] 而一项对互联网诊疗平台上医患沟通的观察发现，相比线下就诊的紧张与仓促，患者在互联网诊疗中有更多时间，能够更从容地表述自身患病感受和情感需求，因此医生也就能够更加以患者需求为中心进行诊疗，患者的配合度也就更高。[⑤] 另一项对同一平台 2112 名医师问诊数据的定量研究证实，医生的反应速度和互动频率都能够正向影响患者满意度，患者对那些在诊疗过程中，越快、越频繁地回答患者咨询的医生更加满意。[⑥] 此外，一项对广州市 8 所医院的抽样调查也表明，仅是通过提升医患沟通时长，

---

① 王艳杰、付茜、孙鹏、韩悦：《医患沟通障碍的调查与分析——基于锦州市五家医院的实地调查》，《中国统计》2014 年第 10 期。

② 高文慧、张新庆、李闪闪、李红英、蒋辉：《九省份 45 家医院临床科室医务人员对医患关系紧张状况的认知分析》，《东南大学学报》（哲学社会科学版）2018 年第 4 期。

③ Wendy Levinson, Debra Roter, John Mullooly, Valerie Dull and Richard Frankel, "Physician-patient communication: the relationship with malpractice claims among primary care physicians and surgeons." *The Journal of the American Medical Association*, Vol. 277, No. 7, 1997.

④ Nalini Ambady, Debi Laplante, Thai Nguyen, Robert Rosenthal, Nigel Chaumeton and Wendy Levinson, "Surgeons' tone of voice: a clue to malpractice history." *Surgery*, Vol. 132, No. 1, 2002.

⑤ 陈娟、高静文：《在线医患会话信任机制研究》，《现代传播—中国传媒大学学报》2018 年第 12 期。

⑥ Hualong Yang, Xitong Guo and Tianshi Wu, "Exploring the influence of the online physician service delivery process on patient satisfaction." *Decision Support Systems*, Vol. 78, No. 3, 2015.

医生就能收获更高的患者配合度和满意度。① 即便是通过非正式的人际请托关系建立起来的医患关系，也能通过增进沟通效率而增强患者配合度，江苏某村村民就医经历的实地调查表明，调用人际关系、在医患之间建立人际信任，可以大大降低医患沟通过程中的紧张感，提升农民对医生的信任度、配合度，并最终提高他们对结果的满意度。②

总之，对医患沟通的研究从正反两个方面都证明了，医生重视与患者进行交流，采用平等的方式、温和的语气语调与患者积极沟通，就能够赢得患者的尊重和配合。因此在诊疗沟通中，更能理解沟通的作用更重视诊疗沟通的医生，也就越能感知到患者在诊疗过程中较高的配合度。

### （二）医院环境对诊疗沟通效能的影响

前文指出了沟通对于良好医患关系的重要作用。然而在现实中，医生认识到医患关系的重要性、积极去开展良善沟通是十分普遍的，但并非所有医生都能获得患者的积极配合。一项对于广州市 35 家医院的 1320名医生的调查显示，有 85% 的医生在医患沟通方面表现良好③；"中国医师调查"也表明，超过八成医生都理解沟通技巧对医患关系的重要性，并重视与患者的积极沟通，但只有不到半数医生认为患者遵照了自己的医嘱行事。可见，仅是医生去努力沟通，并不能必然获得患者的配合。因此，单单从医患沟通的微观过程出发，是不能完全理解医患关系的。

从人际传播的角度看，沟通的效能除了受到沟通过程本身的影响外，还与沟通情境高度相关。传播学意义上的沟通情境包括沟通所处的具体环境、参与者双方的身份特质，以及宏观的社会背景。就诊疗沟通而言，

---

① 钟智锦：《医患关系如何影响遵循医嘱行为：人际沟通的视角》，《学术研究》2018 年第4 期。
② 崔香芬、姚兆余：《农民就医过程中关系资本运作的行动逻辑——以江苏省 A 县 X 村为个案》，《中国农业大学学报》（社会科学版）2010 年第 4 期。
③ 黄晓玲、戴良铁：《医生群体因素在医患关系中影响及评价》，《中国公共卫生》2016 年第9 期。

这些情境具体指向了诊疗发生的医院环境、医患双方的个人特质以及媒体、社会舆论对医生群体的评价。所有的这些都必然对诊疗沟通的过程产生重要影响。

患者的诊疗实践并不只是医患双方的互动，它发生在特定的治疗情境中。随着人们治疗疾病的物理空间越来越多地向现代医院转移，医患沟通也由此不可避免地受到医院的影响。在我国，公立医院占有数量上的绝对优势，这些公立医院既是公共服务的提供者，又是卫生行政机构的管理对象。与之相应，公立医院中的医生不单纯等同于欧美国家独立行医的"执业医师"，还是"人民的医生"，是公众生命、健康的守门人，要受到公共部门的管理。因此，作为被管理者的医生不仅担负着来自对患者的治病救人的责任，同时也面临着来自医院方面的多重压力。

医生首先面临着行政管理带来的问题，第六章已经对此进行了充分的阐释。针对基层医生的调查则表明，对培训机会、职称晋升、绩效管理和直接上级的不满意，是影响基层医生离职意愿的重要因素。[①] 另一方面，医疗领域的市场化改革使得各级医院都背负了一定的考核任务，在任务的层层传递之下，医生普遍面临创收压力。在这样的压力之下，医生被反复要求服务效率与经济效益，而这与医生治病救人的天职是往往相悖的。[②] 事实上，对医患关系的一项共识是，当医患关系异化为经济关系，则其结果只能是医患之间的怀疑和猜忌，因为在医疗"市场"中，尽管作为"消费者"的病人确实付出了高昂的就医成本，但他们却并不能像在真正的市场中一样，享受"消费者"的权益，他们甚至没有退出这个市场的自由。最后，我国医生还普遍面临着科研压力。医院的等级评定越来越多地与科研成果相绑定，相应地，医生自身的收入和职

---

[①] 董香书、Proochista Ariana、肖翔：《中国农村医生离职倾向研究——基于工作收入、医院管理与医患关系的实证分析》，《经济评论》2013 年第 2 期。

[②] 姚泽麟：《近代以来中国医生职业与国家关系的演变——一种职业社会学的解释》，《社会学研究》2015 年第 3 期。

称也越来越多地与科研挂钩。"中国医师调查"的数据显示，医生平均每天要花费 1.5 小时用于科研，占工作时长的 16%。科研用时尽管占比不多，但给医生带来的主观压力却很大，有 69.99% 的医师认为"科研、发论文压力大"，55.61% 的医师认为"业绩考核任务重"，科研压力成为医师面临的最大压力。

来自医院的压力至少从以下两方面影响着医患沟通效能。一方面，面临多重压力的医生很可能没有时间和精力为患者提供耐心细致的服务。诊疗过程中的医患沟通不可避免地会受到这种情况的影响，甚至于有的沟通只是流于表面。另一方面，也是更为本质的，当制度压力使得患者成为医生的创收和研究的对象时，医患沟通可能会变得功利化、形式化，这样的沟通不利于双方对诊疗进程的推进。综合上述讨论我们可以推测，来自医院的压力是削弱医患沟通效能的机制。

（三）患者怀疑与社会误解对诊疗沟通效能的影响

沟通效能除了受到所处环境的直接影响外，还与参与者双方的身份特质与宏观的社会背景密切相关。就医患沟通而言，患者对医学知识的怀疑、社会对医生群体的误解这两个因素，必然影响着诊疗沟通的效能。

前文指出，医患关系的突出特征是基于专业知识差异而形成的话语权不对等。对医生而言，对专业知识的掌控有可能促使其采用支配性、命令式的话语，从而阻碍医患的相互理解；而从患者的角度来说，其对医学知识的怀疑会直接影响沟通效率。面对那些盲目怀疑现代医学知识的患者，医生需要付出极大的努力，才能予以清楚的解释和有效的安抚。[1]

除了增加沟通难度之外，患者对医学知识的怀疑还可能说明其并不

---

[1]　谢铮、邱泽奇、张拓红：《患者因素如何影响医方对医患关系的看法》，《北京大学学报》（医学版）2009 年第 2 期。

信任现代医学，这更是不利于医患沟通效能。一项对医患信任的研究表明，患者对医生的信任是群体信任与人际信任的统一。① 展开来说，对抽象的医生群体产生信任，前提是对医学科学的信任。崇尚理性与科学是现代社会的主要特征之一。现代科学知识一个显著的特点是具有外推性，即不仅能够解释客观世界，还能指导实践。医学信任是现代人普遍存在的科学信任的一个方面。② 因此，对医学知识的认可是相信医生的基础，面对那些不信任医学知识的患者，医生付出再多的努力往往也只能事倍功半。③

并且，在诊疗过程中，患者期望的医生不仅需要有精湛的医术，还需要有崇高的医德。医德的核心是"对病人负责的态度"，这就包括保护患者隐私、维护患者尊严、以患者生命质量和生命价值为诊疗的出发点。不论是保护隐私还是维护尊严，指向的都是诊疗过程中的良性人际互动，亦即医患之间的和谐沟通。总之，现代医学的发展和普及使得人们在日常生活中或多或少地了解了医学知识，进而或高或低地信任掌握这些知识的医生群体。这种信任会让患者在诊疗开始之前就对医生有所期待。在诊疗的过程中，患者倘若认可医生的医术，并在其身上感受到了高尚的医德，便会逐渐形成对这位医生的人际信任，从而配合其诊疗。④

对医生群体的信任固然极大地取决于患者对医生的医术和医德的信任，但同时也会受到媒体对医患关系报道、公众对医生群体认知等因素的影响。信息时代的到来使得媒体，尤其是新媒体成为日益重要的信息渠道。而流量时代的新媒体有着追求高刺激性事件的倾向——医患冲突

---

① 房莉杰：《中国新医改十年：从社会维度加以观察》，《文化纵横》2018 年第 5 期。
② 房莉杰：《中国新医改十年：从社会维度加以观察》，《文化纵横》2018 年第 5 期。
③ 汪新建、王丛：《医患信任关系的特征、现状与研究展望》，《南京师大学报》（社会科学版）2016 年第 2 期。
④ 孙连荣、王沛：《和谐医患关系的心理机制及其促进技术》，《心理科学进展》2019 年第 6 期。

正是能够获得大量关注的高刺激性事件。[①] 具体而言，社交媒体对医生形象的常见传播方式是歪曲化、极端化、神化式、娱乐化、偏激化与舆论标签化。[②] 对新浪、腾讯、凤凰三家网站有关医患关系的相关报道进行统计发现，超过半数的新闻报道认为"医患关系是负面的"。[③]

片面化、极端化的报道自然会影响医生在公众心中的形象。有学者认为，涉医新闻高度的即时性、参与性和情绪化特征，使医者形象在一部分群体心中由"白衣天使"退化为了"白衣狼"。[④] 对青年医师形象的批判性话语分析表明，"新闻媒体通过标题、分类、文本架构、互文性等手段将青年医生群体塑造成一种缺乏经验、冷漠傲慢、不负责任的施暴者形象"[⑤]。医生角色的污名化无疑会影响医患信任，而倘若患者在诊疗之前就对医生群体产生了结构性的、系统性的不信任，那么单个医生的努力沟通同样难以奏效。结合以上讨论我们可以进一步推测，来自患者对医学知识的怀疑以及社会对医生的误解，是削弱医患沟通效能的机制。图 6.1 展示了本章的具体分析框架。

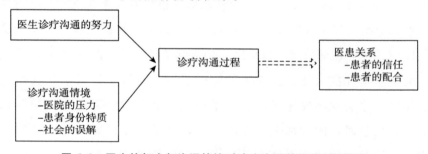

**图 6.1 医生的努力与沟通情境对诊疗沟通效能的影响框架**

① 罗以澄、王继周：《医患冲突议题中新闻报道的话语策略及启示——以近年四起医患冲突事件为例》，《当代传播》2016 年第 5 期。
② 徐晨霞：《多重媒介传播中的医生形象误构研究》，《传媒》2018 年第 16 期。
③ 王宇、孙鹿童：《责任与过失：医患关系中的媒体角色——以新浪、腾讯、凤凰三家网站的报道为例》，《现代传播—中国传媒大学学报》2017 年第 2 期。
④ 明朝：《网络环境下医生社会形象的重塑与提升》，《中州学刊》2019 年第 5 期。
⑤ 朱桂生、黄建滨：《青年医生形象的媒介话语建构：从语言偏见到信任危机》，《当代青年研究》2018 年第 3 期。

## 三　诊疗沟通之难

### （一）变量及测量

#### 1. 被解释变量

研究的被解释变量是医患沟通的效能，我们采用患者对医生的配合程度来测量沟通效能。具体而言，通过问卷中的"患者会提供您需要的所有医疗信息"和"患者会遵循您所有建议的治疗计划"两个问题，我们从医生的角度测量其感知到的患者配合程度。两道题目都有五个备选项，分别是没有、偶尔、一般、经常和几乎总是。将其赋 1 到 5 分，分数越高，代表患者的信任度越高。为简洁起见，我们对两个选项提取主成分，生成新的"患者配合程度"变量，这一变量的值越大，说明患者配合度越高。两个问题的 cronbach's $\alpha$ 系数为 0.7，提取出的主成分的方差贡献度达到 77.09%。这两个数值都在可接受范围内，变量适于进行主成分分析。

#### 2. 解释变量

医生对沟通的理解和重视程度是我们研究的解释变量。我们使用医生对礼貌用语、语气语调、积极言辞和寒暄闲谈的重视程度进行测量。问卷询问了医生对以下四个问题的看法，包括"医生的礼貌用语对增进医患沟通很重要""语调温和、眼神交流等互动姿态对增进医患沟通很重要""使用积极的言辞有利于促进医患沟通"和"与患者寒暄、闲谈有利于医患沟通"。备选答案为完全不同意、不同意、一般、同意和完全同意，我们将其赋 1 到 5 分，分数越高，代表医生越重视亲切沟通。在回归模型中，我们同样对这四个变量进行了主成分分析，提取出"沟通重视程度"这一变量，得分越高，表明医生越重视与患者的积极沟通。这四个问题的 cronbach's $\alpha$ 系数达到 0.87，效度较高，同时提取出的主成分的方差贡献度达到 74.37%，能够保留大部分信息。

3. 调节变量

本章的主体部分本质上是检验医生面临的患者对医学怀疑的程度、医院压力的情况和社会误解的情况对医患沟通效能是否产生损害。因此，我们围绕这三方面构建了三个相应的调节变量。对于患者怀疑医学程度的测量采取了相对直接的做法，问卷中询问了医生遭遇患者或其家属怀疑医学知识的频率，备选项为几乎没有、偶尔、一般、经常和几乎总是这五项。本章将之赋 1 到 5 分，并视为连续变量。医院压力和社会误解的情况则同样采用主成分分析进行提取。医院压力方面，问卷询问了医生对以下 3 项陈述的认可程度，即"我感到不必要的程序和操作耗费过多精力""我感到科研、发论文压力大""我感到业绩考核任务重"。五个备选项是完全不符合、不符合、一般、符合和完全符合。类似地，我们将之赋值为 1 到 5 并进行主成分分析。社会误解方面，问卷询问了医生对以下 2 项陈述的认可程度，"我感到公众有误解，社会舆论压力大"和"我感到媒体、社会舆论对医疗纠纷问题报道不实"。同样，5 个备选项是完全不符合、不符合、一般、符合和完全符合，我们将之赋值为 1 到 5 并进行主成分分析。这两个提取变量的取值越大，说明感受到医院压力和社会误解越大。两个变量的 cronbach's α 系数分别为 0.78 和 0.87，方差贡献度为 69.48% 和 88.84%，都符合后续分析要求。

4. 控制变量

为了尽可能控制医生个人的人口社会学背景，以及其工作医院、所在城市等对医患信任的影响，我们在模型中纳入了医生个人的年龄、性别、婚姻状况、受教育程度、职称、收入，以及工作医院的等级和所在地等控制变量。受访医师以女性（60.36%）和已婚人士（81.21%）为主，平均年龄为 38 岁，平均工龄为 13 年。受访的医师群体的受教育程度普遍较高，绝大部分拥有本科及以上学历，其中本科学历人数超过总人数的一半（占比为 52.33%），硕士也超过总人数的三成（占比为

33.37%）。本次调查的受访医师们大多数都工作在公立医院（占比为95.43%），多为中级职称（占比为37.66%）或初级职称（32.68%），月收入集中在2501元到7500元（占比为49.28%）。

### （二）模型设定

提取主成分后生成的被解释变量为连续变量，因此我们直接使用OLS模型进行回归分析。具体而言，我们首先考察所有控制变量对信任水平的净影响，以此作为参照模型。随后加入核心解释变量沟通重视程度，考察亲切沟通的医生是否获得了患者更多的信任，最后分别考虑沟通重视程度与医院压力、患者怀疑和社会误解三个变量的交互项，以此查看医生面临的三重困境是否降低了沟通效能。

## 四 多重困境对沟通效能的影响

### （一）回归结果

在呈现回归结果之前，不妨先结合图6.2对我国医生面临的多重困境进行整体性把握。可以看到，接近两成的医生经常遇到盲目怀疑医学知识的患者，并且，他们在创收、科研和管理方面的压力都比较大，对"我感到不必要的程序和操作耗费过多精力""我感到科研、发论文压力大"和"我感到业绩考核任务重"三个说法表示认可的医生均超过半数。而在社会误解这一维度上，超过六成的医生表示自己在日常工作中感到公众的误解和社会舆论的压力。可以说，管理压力大、患者怀疑多、社会误解深是医生群体的普遍感受。接下来，我们即通过回归模型探讨了这些困境与压力对医患沟通效能的影响。

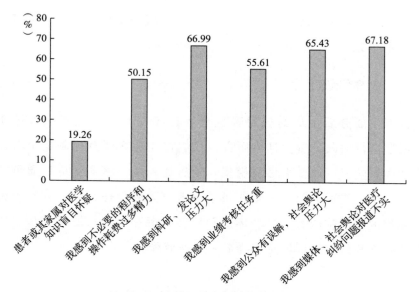

图 6.2 医生所面临的多重困境的情况

围绕回归模型的结果，本章采用交互效应图示的方式呈现压力、怀疑和误解对于沟通效能的阻碍。首先需要说明的是，图 6.3 到图 6.5 的纵坐标都是"患者会提供您需要的所有医疗信息"和"患者会遵循您所有建议的治疗计划"两个问题提取主成分之后计算出的"患者配合程度得分"，主成分得分越高，说明患者对医生就越信任和配合。

图 6.3 将医生根据感知到的医院压力分为了两组，感知到压力高于均值的医生，其沟通与信任的关系用虚线表示，而感知到的压力低于均值的医生，则用实线表示。首先，不论是实线还是虚线，越重视沟通的医生，患者对其的配合程度都越高。但当医生感受到更大的医院带来的压力时，在他们同样重视沟通的情况下，所体会到的患者的配合程度要明显低于那些压力较小的医生。

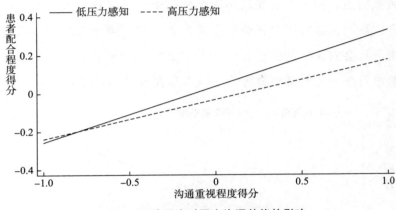

**图 6.3 医院压力对医患沟通效能的影响**

图 6.4 和图 6.5 所呈现的情形也与此类似。在同样重视与患者沟通的情况下，患者对医学知识的质疑越少、社会对医生的误解越少，医患之间就越能开展良性沟通。如图 6.4 所示，在患者医学怀疑这个维度上，经常遇到怀疑医学知识患者的医生，感受到的患者配合度大大低于不常遭遇这类患者的医生。并且，他们的沟通效能也要大大低于低怀疑感知组的医生。

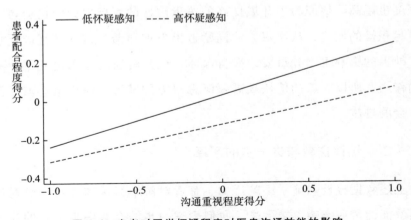

**图 6.4 患者对医学怀疑程度对医患沟通效能的影响**

而图 6.5 也说明，在医生遭遇较大的社会误解的情况下，他们即便重视医患沟通，相比于遭受较小误解的医生，也很难收获同等程度的患者配合。总之，接触更多怀疑医学的患者、感受到更大的来自医院的压力和来自社会的误解的医生，无论其多么重视与患者的亲切沟通，其感受到的患者配合程度都将显著低于压力和误解更小的医生。

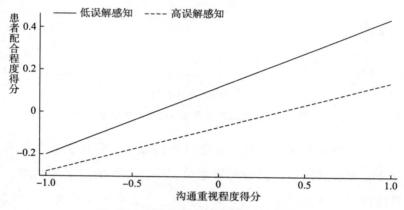

**图 6.5 社会误解对医患沟通效能的影响**

总之，回归模型从统计分析的角度证实：面对来自医院压力更小、病患对医学知识怀疑越少和认为社会误解更少的医生，感受到的患者配合程度也越高。他们为了开展良好的医患沟通的积极努力，也会得到患者更为积极的回应，从而双方共同营造出更加和谐的沟通环境。不仅如此，外界的影响也十分重要，来自媒体、社会舆论的作用也起了十分重要的作用。所以医患的信任既需要医患双方的努力，同样也有赖于医院和社会的进步。

### （二）访谈资料与进一步的阐释

上述数据分析确证了医院压力、患者对医学怀疑和社会误解对医患沟通效能的负面影响。接下来，我们也进一步结合对医生个人的访谈资料，来呈现上述要素如何影响沟通效能，探讨其机制的具体情境。

1. 医院压力对沟通效能的影响机制

当前，无论中外，医生总是面临着较大的职业压力，高文慧等对 9 个省份 45 家医院的问卷调研发现，压力较大是医患关系恶化的原因之一。[①] 本章的数据分析表明，医生在管理、创收和科研三方面的压力会降低其沟通效能。深度访谈的资料则为我们揭示了在医院重重压力中走向失效的医患沟通。

创收和科研是医生普遍面临的压力，也必然对医患沟通带来影响。就业绩方面看，医药分开、禁止大处方等政策，已经在很大程度上将医生的收入与单个患者的处方脱离开来。因此，访谈中医生很少将医患纠纷与经济纠纷相联系。科研方面，过分强调科研可能对临床看病的医生存在一种"挤出效应"：一方面，科研耗费了大量时间和精力，挤占了本就不足的诊疗时间，另一方面，在晋升和考核方面过度强调科研的比重，也让许多医生怀疑"好好看病"的意义。

> 像这东西，我看 10 个病人还是看 20 个病人对业绩的影响不大，感觉发表一篇文章，有一个科研立项，就可以立竿见影，所以要是从这个角度来讲的话，急诊是不占优势的。（访谈编号：BJ202106ZXY）

在医院的压力方面，以下两则医患冲突叙事则为我们勾勒出了制度设置对医患关系产生影响的具体机制——来自医院的刚性的规定使得医生在客观上很难满足病人的需求，而医生与医院天然的亲和性，使得他们成为患者宣泄情绪的"替罪羊"。

> 最近才知道我们核磁门诊大概需要等待两周，住院可能要等三

---

① 高文慧、张新庆、李闪闪、李红英、蒋辉：《九省份 45 家医院临床科室医务人员对医患关系紧张状况的认知分析》，《东南大学学报》（哲学社会科学版）2018 年第 4 期。

天，这种情况提前我就告诉患者了，这个不光出现在这种地方，也出现在门诊。病人今天看病，得给他开个单子。他疼得特别严重，你说去做个检查吧，做完检查回来，这边好好拿着单子就走了，一会儿"咣"把门推开了，"我疼得这么厉害，你这个检查给我开的半个月以后，我这半个月不疼死吗？"这个事情和当时开单子的医生有关系吗？并没有多大关系。（访谈编号：BJ202106NJJ）

我给你举个例子，一个病人来了，是一个小女孩。我这是神经科，主要是国家现在专科整治，它规定病人尽量不要去跨科诊治、跨科开药，防止乱用大处方等这些问题，但是这个小女孩来了以后说我来这里不干别的，我就要做个体检。因为排队时间稍微长一点，或者她又在外边有什么不高兴的问题，比如和男朋友吵架了，进屋以后拿一个本子往桌上一摔，"你给我开单子我就要体检"。人是平等的，对吧？正常情况下你想来做这个事情，你花了挂号费，并不是代表我就一定给你提供这种服务，明白吗？你要是国家要求我们提供服务，我们可以提供服务，但是（同时我们也）希望得到（尊重）。人都有尊严对吧？我不是你使唤的对吧？……像这种人，我们刚刚说我惹不起我躲得起，我不给你提供这个服务，行不行？但是我没有这个权利。（访谈编号：BJ202106ZXF）

在第一则叙述中，受访医生经验丰富，能够提前告知患者准备核磁共振检查，而不是按照医院的规定，在问诊之后再开具检查单，因此可以在一定程度上避免与患者的矛盾与冲突。而在第二则叙述中，整治大处方的改革出发点是好的，但在执行过程中难免遇到不适用的情况，此时作为政策执行者的医生，就会遭遇患者的不理解。面对这样的情况，医生在沟通上的努力毫无疑问将会大打折扣。

2. 患者怀疑对沟通效能的影响机制

已有的理论分析均指出，医生与对于现代医学知识了解有限甚至有所怀疑的患者进行沟通的难度更大。下面两则医患冲突叙事就呈现了当代患者"不了解"医学知识的两种具体形式：第一种是缺乏准确度的了解，即对于医学知识的误解、偏见，第二种则是秉持功利主义的医学观，即认为医院具有迅速治愈一切疾病的功能。

> 病人或者家属可能根本就听不懂你在说什么。就是最简单的一些，比如说你告诉他蛋白低，他完全不知道蛋白低是什么意思，会出现什么情况。所以这个东西有时候其实就是解释的问题。我印象最深的一个冲突可能就是在我们原来的单位，那个患者其实我们一直照顾得很好，但是她因为经济犯罪，是保外就医的那种（状态），很年轻的一个30多岁的女性……所以到最后病人情况重的时候，她老公才出现。其实对于患者的治疗方案，我们并没有说要给她积极地做这种心脏按压、插管什么的，但是常规操作之下，我们会跟家属来沟通这些内容，所以当时我跟她老公谈这些的时候，她老公可能就误以为我们要给她做积极的抢救，给她插管什么的，就非常气愤。然后他当时在办公室就很气愤地说我也是犯过罪的，你信不信我杀了你？（访谈编号：BJ202106LZG）

这个案例将医学知识和沟通效果之间的关系清晰地揭示了出来。医学的普及使患者对"心脏按压"和"插管"等概念都有了一定认识，但这对沟通而言却未必是好事——片面的医学知识很容易给患者造成先入为主的刻板印象，当患者将其与自身诊疗不当相关联时，很可能会引致冲突。下面的叙述虽然无关直接的医患冲突，但能印证患者"正确"的医学知识对沟通的重要性。

跟家属沟通有时候看人，所以有时候你不要以为，像我们有时候觉得说农村的患者如何，其实很多时候高级知识分子反而不懂。他半懂不懂。他好像懂一些，因为在网上搜索过，真的很多都是这种一来就"我都查过了"。我们听到这种逻辑很生气，我读这么多年的书，我工作这么多年，输给一个"网络搜索"了。很多农民来了他就信你。说实在话农民最大的难题是没钱，他没钱治病。很多这样的情况，有时候反而更好沟通，你说什么他信了他会听你的，他不会有小心思。但有时候就像我们在聊天的时候，有些人会记进去，但是他会断章取义，你讲一句话，他只记半句，这是最可怕的，所以说有时候有些知识的人，反而很难沟通。（访谈编号：QZ202102HYS）

还有许多患者秉持简单的工具化医学观，认为花钱到医院就应该迅速治愈疾病，对现代医学的复杂性和诊疗的系统性缺乏了解，这也可能引发沟通不畅。

有一个病人头天住院，第二天做检查，当时诊断不清，第二天检查他又没做完，又到第三天了。结果第三天他就不干了。他就觉得说看我来了三天了，你都没给我定个病，治疗上面也没给我说出个一二三。但是其实咱们当时确实检查也不完善，也给他定不清楚什么病，因为这个争吵了半天。最后病人说我出院到另外一家医院去，我说你想到哪看都可以，但是我检查都不完善，我怎么给你去分析这个病情，当时发生了很明显的语言上的冲突。其实他太心急，他其实泌尿系统有点毛病，呼吸系统的病还比较严重，而且人家会诊建议他到专科，他结果跟人家专科大夫都发生冲突，吵了一架，给我感觉他情绪上面特别的急躁。得病总得完善检查，你才能制定诊疗方案。他就觉得我一来了就应该好了，时间上面都（达）不到。（访谈编号：DT202102FMY）

对上述访谈材料的分析再次表明，无论是对医学知识缺乏了解，还是存在误解，都会大大地增加医患沟通的难度。面对这样的患者，医生即便按照规范去检查、陈述其所掌握的病情，也会遭遇信任的疑难，无法获得患者的积极配合，因而双方在交流中就会产生矛盾。这样的矛盾一旦发生，医患沟通的效能无疑将被大打折扣。这进一步印证了回归模型中的发现。

3. 社会误解对沟通效能的影响机制

媒体失真的报道对医患信任的负面影响是显而易见的。但是在访谈中我们还发现，医生对部分媒体的过度拔高也感到不甚满意，认为这会增加患者不切实际的期待。当医生一旦无法满足患者的期待时，就会引发患者的不信任，甚至会造成冲突纠纷。

> 医学不是万能的，如果万能就没有人死亡了，就没有治不好的病了，你不能认为人家付出以后得到的结果，跟你想象得不一样，你就以矛盾纠纷的方式去处理。比如说你种了一棵桃树，你就想它今年结 36 个桃，它就结了 34 个，你要把树砍掉吗？是吧？你希望结的桃是红色的，结果是黄色的，没变成红色你就砍掉它？不是的，它已经努力生长了，它已经努力了。（访谈编号：BJ202106LDF）

> 可能有一些人就把"莆田系"的这个"账"算到所有医生的身上，会有这种怨气，再加上有时候（医生被过度宣传）。真正可能也不多，因为相当于（大多数）的医生他们也不可能说百分之百能看出来，百分之百诊断出，百分之百地能治好，这是做不到的。但这些情况其中部分是跟医生被过度宣传有关系的。医生被过度宣传体现在哪？比如，一位医生在一个小镇里面碰见一个抢救时间长的病人，抢救成功了，（大家）很高兴，这确实是成绩，但是这种情况当时各地

报出来以后，老百姓会认为这不是个例，而是普遍现象。（访谈编号：
BJ202106ZXY）

总之，受访医生普遍认为，不论是神圣化还是污名化，都不利于患者客观真实地理解医生群体，也就不利于医患沟通。极端化、污名化的报道固然会降低患者的群体信任，但针对医学和医生过于神圣化、夸张化的宣传，则会让患者对医生建立起不切实际的期待，这就有可能为医患冲突埋下隐患。

## 五　医患沟通的多方合力

随着医学的科学化和医院医学模式的兴起，现代社会中的医患关系也随之产生了较大变化。在越来越快速、陌生化的医患互动中，患者对医生一开始不甚了解，因此对其最初的信任是对普遍医生信任的"快捷投射"，即"患方对整体医务工作者的刻板印象和医患关系的整体感受的简单投射"[1]。随着具体诊疗互动的展开，医生与患者高度理性化的交往将逐渐融入一般的人际交往因素，医生角色逐渐由高高在上的医学权威转变成患者治愈疾病的帮助者。然而，很大一部分中国医生所面临的现实困境却是，他们在诊疗过程中往往非常耐心、细致地对待患者，并在与患者沟通的过程注意方式方法、语气语调乃至表情神态，然而，这些医生却无法相应地收获患者的配合，他们面临着"诊疗沟通困境"。

通过定量与定性研究相结合的方式，本章探讨了积极沟通的医生却无法得到患者配合的原因。通过"中国医师调查"的数据分析可以发现，尽管医生的亲切沟通能够提高患者配合度，但在患者怀疑医学、医

---

[1]　吕小康、王丛、汪新建、郭琴：《多重不确定风险及其应对——儿童血液病病房中的医患信任研究》，《社会学研究》2021年第6期。

生面临压力和误解的情况下，亲切沟通的作用将大大降低。进一步的访谈为我们勾勒出了沟通效能受到损害的具体机制。首先，医生面临的制度压力既挤占了医患沟通的时间，也将医生置于了与患者冲突的第一线，医生在此情况下成为所有意外情况、不合理现象的"替罪羊"，直面与患者的冲突。其次，患者医学知识的怀疑会降低医患沟通的效能，但在健康知识触手可及的信息社会，患者对医学知识的错误理解也是阻碍医患沟通的重要原因。最后，媒体和公众同时"污名化"与"神圣化"医生群体，这两种误解在不同方向上增加了医患沟通的难度。上述结论的意义体现在以下方面。

第一，这一研究拓展了医患沟通的分析维度，将结构性的因素通过沟通情境的视角引入了沟通的微观过程中，指出了医患交流所面临更广泛的困境。研究结论不仅再次证实了医生重视与患者的沟通能够在一定程度上带来和谐的医患关系，也指出了医患的平等、深入交流所需要的一系列的社会条件。

第二，基于沟通情境的医患关系分析，为变迁社会中的医患关系研究提出了可供借鉴的框架。我们不仅将研究者关注到的医学知识不对等、医者角色异化、污名化等现象作为情境性因素纳入医患关系的分析框架之中，还通过定性访谈对沟通情境与效能之间的关系进行了机制阐释。沟通情境的引入为新技术、新制度下的医患关系研究提供了可以拓展的分析角度。例如，随着数字技术的发展，互联网远程医疗越来越普遍，网络环境中的医患关系无疑具有全新的特点，对其分析也可以采用沟通情境的视角，考察医患双方在互联网环境中的沟通行为。

本章的结论具有相应的政策意涵。从政策制定的角度而言，除了以医生群体为出发点提出相应的沟通素养、人文关怀等要求，如何从整个社会出发，切实提升社会公众的医学素养，做好医学知识的普及，完善医院管理的体制机制，改善医生群体在社会舆论中的形象，同样至关重要。面对频发的医患纠纷，国务院于2018年通过了《医疗纠纷预防和处理条例》。该条例明确要求，医疗机构应建立和健全医患双方的沟通机制。各个地方的医疗卫生机构、主管部门也针对这一条例的发布，对医生在诊疗过程中的行为规范进行了规定。

除了行政体系之外，多元的社会力量也需要参与进来。正如本章分析所显示的，医患沟通从来都不是医生一方的责任，也不单是医患双方的工作，良善的医患关系建设实赖于整个社会生态的改善。

# 第七章

# 前路寻知己：医疗实践的省思与突围

从对于医疗面临的道义悖论、市场机制的双重影响、科技认知带来的量质冲突、绩效运作带来的两面性、医师发挥主体性与外在约束的碰撞这五个迷思的解读来看，当下医疗与社会的关系十分复杂，其中所包含的社会机理、文化因素千头万绪。不同时期的观念认识、做法经验经过异变，共同反映、生长在当下的医疗实践中。这就使得，来自不同时期、具有张力的理念是共存的，在特殊的情况下可能还会针锋相对，让身处医疗体系中的各个主体都时常出现难以自洽的情形。

那么，应当如何面对这种情况？我们也在调查中询问了医生这一问题，而他们的回应也颇具启发性。作为医疗实践的主导者，医生在日常工作中既对医疗的限度有着充分认识，也最能体会到病患对健康、生命的渴望。从他们的访谈资料中可以看到，一方面，医生在面对医疗所遭遇的各种相悖情形时，经常展现出矛盾的态度和行为，期望制度能够进一步完善、社会给予更多的理解和认可，从而促使医疗的发展走出各种争论，让他们挣脱困境，将个人发展、家庭兴旺、医疗进步、公众健康等贯通起来；另一方面，经年行医的思考和体悟，也让他们努力超脱于这些纷杂的矛盾，专注于对自身能力、境界的提升。访谈中，当被问及医疗事业要往何处去、哪些制度需要改进、社会要如何支持时，医者并

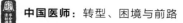

没有沉浸于诉苦和求助，而是展现出豁达和担当。

> 我觉得不一定说让国家去给多么大的优待，你要说咱们苦，人家别的行业也苦。（访谈编号：DT202102ZY）

> 所以不能因为自己觉得这个职业非常神圣，就要求别人都高看你一眼，不能因为别人没有高看你一眼而生气。因为医生这个职业就是这样，我觉得踏踏实实做好自己的事情，然后帮助了那些需要帮助的人，就可以了。（访谈编号：BJ202102LJ）

> （在）科室自发组织（下），到社区做了很多的活动……我们这两天做了义诊的活动，比如心脑血管病防治，让老百姓知道这病怎么样救治、怎么样去防护、怎么样去降低发病率，就是了解这个过程。做了几十场吧，我们比较辛苦的。（这样做）并不是（出于）硬性的规定，我们还是想把这个事情做好。除了门诊看病，我们还是（希望）做额外的。因为我们知道病是永远治不完，只能是让大家去预防。要把这个关口前移，而不是为了治病而治病。（访谈编号：BJ202102ZF）

这也让我们看到，在我国，医疗在迈向专属领域的过程中，实际上并未脱嵌于社会。但伴随专业化的发展，其势必在知识体系、运行规范等方面具备相应的门槛和自身的逻辑，也因此与社会其他的领域、层面相区别开来。可是，健康、生命所指向的议题广阔而深远，是超乎个体的、不止于生物性的。在这个意义上，医疗很难在所有的目标和内容上都划定出清晰的边界，而是要与其所处社会中其他的领域、主体、维度等共同面对和探索。这是人类社会所共通的。

因此，医疗要走向何处，社会又应当如何面对，不只是我国在苦苦求索的问题。作为现代医学的发源地，西方社会对其所制造的幻象亦有反思。无论是在应对疾病上的"诊断有术、治疗乏术"，还是在提升公共健康中所建构的"医学帝国主义""医学化暴政"等，都使得现代医疗独当一面的取向，以及其脱嵌并凌驾于社会之上的企图饱受批判。[①]但与此相较，我国的情形又有所不同，医疗在迈向专属领域的过程中并未走向社会的对立面。我国自传统承袭而来的生命哲学蕴于社会的组织、规范中，追本溯源，医学、医疗的价值与社会的、道德的价值具有一致的生命伦理观照。而在中国近代以来的发展进程中，这种一致性并未消失，医疗发展的目标理应契合社会理想的实现。

这使得，中西在应对医疗发展的模式上是有所区分的。凯博文在《照护：哈佛医师和阿尔茨海默病妻子的十年》中的记述就鲜明地呈现了这点。[②]他作为一名医师和一位人类学家，一直在反思医疗与社会的关系。他生长于西方社会又深受中国文化影响，在妻子患阿尔茨海默病后，不断在养家者和照护者的角色、自己照顾和选择机构等之间挣扎。他的实践与思考让我们看到，一方面，患者家人的努力不可或缺，又难受重视，这是中西共同的困境；另一方面，具有道德志趣的照护往往源自对家的守护，而这种"以家为中心"的价值与"以个体为中心"的价值在西方的语境中缺少调和的机制，正如凯博文自身作为照护者而体验的痛苦，以及他在中国见到超越个体情感的家人照护时的讶异。[③]

本质而言，中西在理解生命方面有着不同的传统取向，这尤其体现在医疗的维度上。西方哲学对生命的理解以拓展外在的无限性为基础。

---

① 韩俊红：《医学脱嵌于社会——当代西方社会医学化研究述评（1970—2010年）》，《社会学研究》2020年第2期，第230-235页。
② 凯博文：《照护：哈佛医师和阿尔茨海默病妻子的十年》，姚灏译，北京：中信出版社，2020年。
③ 凯博文将此总结为"忍耐"，例如尽管妻子对丈夫心存不满，但仍会悉心照料。参见凯博文《照护：哈佛医师和阿尔茨海默病妻子的十年》，姚灏译，北京：中信出版社，2020年，第79-83页。

简明地讲，从柏拉图抛弃欲望追寻理念，到基督教时期对上帝的追寻和对尘世的贬低，再到笛卡尔以精神理性作为人存在的源头，在古典西方哲学中，人的存在即为无止境地寻求外在的真理、追求至高的信仰。在这个过程中，身体或成阻碍，或被无视。尼采虽然解放了身体，但在他眼中，身体是超人的载体、自我实现的源头和权力意志的体现。这并未脱离西方哲学超越式的、对外在探索的传统。从而，为社会生活秩序所不容的麻风病、被当作"上帝惩罚"的黑死病、"恶魔带来"的天花等，都是脱离探索外在的疾病，与人的存在相对立。阿甘本试图重新将身体拉回到社会的源头，但限于政治与权力的源头，身体仍不带有意义和价值，其权利与关系都需要被赋予，依然是外在于人的赋义。这使得现代科学和社会体制对生命的看待和介入是客观的、拆解的，因而西方医学背后有着根深蒂固的身心二元架构，[①] 身体是外在无限所注视的有限实体，也代表着以身体为对象的医疗本身是有限的。而在后续，人类学、社会学为弥合这种二元的、对立的架构，也开展了一系列的工作。恰如凯博文的阐释：

> 人之为人的本质特征，正是身体经验的可以调节的本质；身体过程是通过我们把它们理解（更多是以一种经验的和非言词的模式，而不是话语的模式）为我们生活中富有含义的事件和关系而被调节的；那种理解（以一种非二元论的互动主义的方式）变成了病痛本身的身体过程的组成部分。我们有着一个生病的身体（一个与真实的我分离的"它"），同时我们也是生病的身体本身（疾病就是我）。[②]

---

[①] 凯博文：《苦痛和疾病的社会根源》，郭金华译，上海：上海三联书店，2008 年，第 149 页；曾自卫：《身心二元论的"鹰派"纲领——埃克尔斯"二元－交互作用论"概览》，《自然辩证法通讯》2015 年第 3 期。

[②] 凯博文：《苦痛和疾病的社会根源》，郭金华译，上海：上海三联书店，2008 年，第 147 页。

这种弥合的尝试特别明显地体现在"具身化"的研究推进上。以梅洛·庞蒂为代表的现象学传统，针对笛卡尔的身心二元论展开批判，提出"具身化"来赋予身体主体地位。[①] 但以此为开端的尝试也饱受批判，认为其停留在"研究纲领"的层面，而非不能被称作"理论"。[②] 这是因为，"具身化"既在发生机制上处于语焉不详的状态，又难以表明身体对社会的生成价值，总结来说，根本上还是在于其在试图超越二元论取向时又在论证中难以消解二元论的痕迹。[③] 这也再次让我们看到，身心二元架构的弥合何其困难。

中国哲学对于生命的探索则秉持了一种对内在无限性的建构。正如熊十力提出，相比于西方"即一往向外求理，如观物然"的哲学思想，中国哲学在于"自己认识自己，而无一毫锢蔽焉"地追求内在的无限性。在这样的取向下，身体与道德交织，脱离了外在无限性将身体的物化，而将身体与生命之延续相连。"父母唯其疾之忧"，身体承载了血亲伦理，继而沿着中国的家国文化，构建出了社会的关联。"矜、寡、孤、独、废疾者皆有所养"，正是围绕着身体伦理想象而产生的社会理想。[④] 身体既蕴于也承载了无限内在，因而身心一体、内外感应。例如杨儒宾主张，传统儒家理想的身体具备意识的、形躯的、自然气化的、社会的四重不可分割的含义。[⑤] 举例而言，传统医家看来，形躯器官与心神情志之所以互通、联动，在于气的流行与贯通；传统中医时常将自然界的变化与五脏六腑的生理表征相对应；贵生、厚生、爱生等是各种传统思

---

① Maurice Merleau-Ponty, *Phenomenology of Perception*. New York：Routledge，1962.

② Lawrence Shapiro，"The Embodied Cognition Research Programme."*Philosophy Compass*，Vol. 2，NO. 2，2007.

③ 冯碧莹、宣朝庆：《"通国身"："具身化"理论的本土想象》，《社会》2023 年第 4 期。

④ 熊十力：《新唯识论》，北京：商务印书馆，2010 年。

⑤ 杨儒宾：《儒家身体观》，上海：上海古籍出版社，2019 年。

想的基础。① 医学映照的是社会承载的无限伦理。在我国传统社会中，医疗与社会相融相通、无法割裂。而在我国的转型中，两种理解生命的取向既相互冲突、又共同存在。② 正如本书所呈现的，医疗的发展离不开对生命外在无限性的开拓，而大众看待生命的观念又难以摆脱内在无限性的视域。因此，医疗实践中仍处处可见发自伦理、道德的社会参与，而这种社会参与却难以成为医疗有力的补充。患者从家人朋友、各级医疗机构、不同医疗体系、网络平台、保障体系等各处获得的支持难以具有内在一致性，医者也面临工作与生活的割裂、职业角色与社会角色的冲突。因此，于我国而言，要走出医疗发展的困境，就需要基于医疗与社会的一致价值来促使两者贯通起来，推进医者与其他主体形成合力，在理念认识、规范秩序、运行机理等层面建立通路。

一方面，医疗要扎根于社会的基层组织单元，融入社会成员的日常生活中。改革开放以来，伴随医疗卫生事业的进一步发展，我国引入了全科医学的概念，北京、天津、浙江、上海、山东、河南等省份在全国率先开展了全科医疗服务模式的试点探索，逐步建立起全科医生培养体系，为推行分级诊疗、推进家庭医生签约服务提供支撑。③ 党的十九大报告明确要求，实施健康中国战略，加强基层医疗卫生服务体系和全科医生队伍建设。《"十四五"规划和2035年远景目标纲要》也指出，深化医疗卫生体制改革，稳步扩大城乡家庭医生签约服务覆盖范围，提高签约服务质量。2022年发布的《关于推进家庭医生签约服务高质量发展

① 黄俊杰：《中国思想史"身体观"研究的新视野》，《现代哲学》2002年第3期；陈子晨：《躯体化现象在中西方文化下的解释模式差异》，南开大学博士学位论文，2014年；周瑾：《多元文化事业中的身体——以早期中国身心思想为中心》，浙江大学博士学位论文，2003年。

② 闫泽华、王天夫：《社会连接与智慧城市建设——基于社会生活的不确定性》，《探索与争鸣》2022年第11期。

③ 武宁、程明羡、闫丽娜、钱文溢、张光鹏：《中国全科医生培养发展报告（2018）》，《中国全科医学》2018年第10期。

的指导意见》进一步明确，到 2035 年，签约服务覆盖率达到 75% 以上，基本实现家庭全覆盖，重点人群签约服务覆盖率达到 85% 以上，满意度达到 85% 左右。可见，以基层社区为单元的医疗卫生服务体系建设进入高质量发展阶段，家庭医生正在成为城乡居民的健康守门人。不过，家庭医生制度、社区医疗服务等基层医疗供给无论是在质量还是规模上都有待提高，[①] 其尚未与广大居民以及在医联体内部形成常态化的良性互动和正向循环，还需要进一步将"主动健康"的理念融入服务的提供中。[②]

也就是说，当前医疗扎根于基层社会的渠道和网络已经建立起来，这既与我国近代以来在社区推进的医疗"在地化"一脉相承，也是在专业化的轨道中推进医疗融于社会的有力做法。而在后续的实践中，如何让这些渠道和网络流通、运转起来仍然面临多重的挑战，还需要进一步的探索。首先，家庭医生制度需要打破医疗服务的"最后一公里"，针对部分地区存在的"被签约""签而不约"等现象[③]采取因地制宜的改善措施，这需要家庭医生主动上门随访、宣传健康知识等，深入到家庭内部普及社会成员对医疗的认识和理解。其次，社区医疗服务的推进不仅要提升社区医疗卫生机构的能力，促使其与二、三级医疗机构形成联动，也要引导社区成员，尤其是重点人群围绕常见病、高发病等主动了解和相互交流，形成健康知识传播群、病友群等多样的交流渠道和机制。最后，各类社会公益力量在为困难群众提供医疗援助、资助医学研究、关心医护人才等各方面也发挥了越来越重要的作用，既有患者成立的自助组织，也有医者成立的慈善组织，还有企业发挥社会责任所设立的医疗

---

① 刘利群：《推进家庭医生签约服务　加强分级诊疗制度建设》，《中国全科医学》2018 年第 1 期。

② 黎婉钰、金花、于德华：《基于社区卫生服务机构的主动健康实施策略》；《中国全科医学》2022 年第 31 期。

③ 申少铁、吕绍刚、徐靖：《家庭医生签约服务给群众就医带来便利》，《人民日报》2022 年7 月 15 日。

救助项目，并且与其他主体联合起来、共同发力。① 但就实践而言，社会公益力量的救助机制与既有基层医疗服务网络的衔接尚不够充分，不利于形成长效性的医疗支撑体系。②

另一方面，社会的规范秩序、运行机制等应以积极、恰当的方式纳入医疗实践中。例如越来越"火"的陪诊员职业，就是将社会机理融于医疗实践的做法。陪诊员在十几年前就开始出现，到2020年时有了官方名称——"社群健康助理员"，其被人力资源和社会保障部纳入新职业范畴。社群健康助理员是运用卫生健康及互联网知识技能，从事社群健康档案管理、宣教培训、就诊、保健咨询、代理、陪护及公共卫生事件事务处理的人员。可见，其不只意味着陪伴就诊，而且是病患的"临时家属"和"就诊规划师"。③ 与陪诊员类似的职业还有很多，例如护工、医疗社会工作者、民营护理院的工作者，等等。这些职业并不以受过专业化的医疗训练为硬性的进入门槛，比如根据《新职业——社群健康助理员就业景气现状分析报告》调查，社群健康助理员大部分从业人员以中专及职高为主，占比47.29%，就业门槛较低，④ 但其中也有相当一部分医疗机构的从业者，比如临床护士等。⑤ 这些职业既以商业运行为逻辑，从业者在增收的同时为患者在诊疗中提供辅助性的支持，给医者提供了诸多便利，提高了医疗机构的运行效率，实现多方共赢；这类职业也以社会的运行机制为逻辑，从业者不仅需要掌握相关医疗机构、疾病诊疗的信息，还需要换位思考，真正站在患者及其家人的立场上去提供

---

① 李庆、王勇：《慈善组织已成为我国医疗救助的重要力量》，《公益时报》2022年9月13日第004版。

② 何兰萍、王晟昱、傅利平：《合作治理视角下慈善组织参与尘肺病医疗救助模式研究——基于双案例的比较分析》，《社会保障研究》2018年第5期。

③ 文丽娟、周于卜、张功晔：《陪诊员，临时家属还是医疗黄牛?》，《法治日报》2022年7月28日第4版。

④ 邱玥：《陪诊火了，新职业亟须更"职业"》，《光明日报》2022年4月21日第15版。

⑤ 熊玲、陈萍、冯丹、尚敏红：《临床护士实践"互联网+陪诊服务"真实体验的质性研究》，《护士进修杂志》2022年第14期。

建议、关怀，也只有这样才能取得他们的信任、达成目标，所涉及的服务就包含了很多无法标准化和量化的内容，对从业者有较高的情感付出、道德责任层面的要求。因此，对这类职业的推进要以市场机制来激发、调动，更要维护其内涵的社会价值，促使其提供具有道德温情的医疗支持。

医疗与社会各个层面和主体建立互融的通路，与医学的发展、医疗的专业化进程并行不悖。医者的使命感支撑他们投身医疗事业，而在实际的工作和生活中，巨大的压力又难以持续地激发他们内心的自豪感和认同感，医者的职业角色与其社会角色时常冲突。从本书的分析来看，医疗仍嵌于社会却又不融于社会，缺乏共享的规范、文化、机制等，这需要我们建立使医疗融于社会支撑体系、激发更多参与主体共同担负对健康的追求、对生命的探索。"医道重温度"，[1] 而这份温度则应当由整个社会所激发与守护。

---

① 韩启德：《医学的温度》，北京：商务印书馆，2020 年。

**图书在版编目（CIP）数据**

中国医师：转型、困境与前路／罗婧，王天夫等著.
北京：社会科学文献出版社，2024.9. -- （清华社会调
查）. --ISBN 978-7-5228-4119-9

Ⅰ.R192.3

中国国家版本馆 CIP 数据核字第 2024PS9154 号

清华社会调查
中国医师：转型、困境与前路

著　　者／罗　婧　王天夫 等

出 版 人／冀祥德
责任编辑／孙　瑜
责任印制／王京美

出　　版／社会科学文献出版社·群学分社（010）59367002
　　　　　　地址：北京市北三环中路甲 29 号院华龙大厦　邮编：100029
　　　　　　网址：www.ssap.com.cn
发　　行／社会科学文献出版社（010）59367028
印　　装／三河市东方印刷有限公司

规　　格／开 本：787mm×1092mm　1/16
　　　　　　印 张：12　字 数：165 千字
版　　次／2024 年 9 月第 1 版　2024 年 9 月第 1 次印刷
书　　号／ISBN 978-7-5228-4119-9
定　　价／89.00 元

读者服务电话：4008918866